JN334590

ース

# 新・精神病理学総論

山岸 洋［解題・訳］

学樹書院

**Jaspers Shin-Seishinbyorigaku Soron**
(Jaspers' General Psychopathology)
by Yamagishi, Hiroshi

including
**Allgemeine Psychopathologie**
by Karl Jaspers
Page 624-686 Sechster Teil: Das Ganze des Menschseins
Springer Berlin Heidelberg
Springer Berlin Heidelberg is a part of Springer Science+Business Media
Copyright © 1946 Springer-Verlag, GmbH Berlin, Heidelberg

Copyright © 2014 Gakuju Shoin KK, Tokyo
All rights reserved. No part of this book may be reproduced or transmitted in any form or by any means without permission from the copyright holders.

ISBN978-4-906502-37-0

Printed and bound in Japan

目次

# 『新・精神病理学総論』—— 解題

### 「総論」の百年

ヤスパースの『精神病理学総論』の初版[1]（一九一三年）が出版されてちょうど一世紀が経過した。三〇歳にしてこの本を書き上げたヤスパースは、まもなく精神医学から心理学を経て哲学へと転向していくことになるが、哲学者になった彼はなおこの「総論」の改訂をつづけ、実質的な最終版である第四版[2]が出版されたのは、第二次大戦終結後の一九四六年、著者六三歳の時であった（第四版の原稿は一九四二年にできあがっていたが、当時の事情から刊行が遅れたということが第四版序文の末尾に書き加えられている。事情とは、ナチ政体による学術・言論・出版への介入であることは明らかだろう。一九三八年からヤスパースは著書の出版を禁止されていた。加えて出版社シュプリンガーも、その設立者がユダヤ系であったことから、出版活動に厳しい制限を受ける状況にあった）。

この「総論」は、多くの学者たちによって精神医学の基本中の基本の文献だと言われてきたし、ドイツ語から英、伊、仏、スペイン語などヨーロッパの主要語や日本語に翻訳もされてきた。精神医学領域で何か大きな総説論文を書こうとするときには、この書物から何かしら引用をすることが一つの作法のようになってもいる。しかし、読まれるべき本としてこれを若い後輩たちに本気で推薦することには、私たちの世代の精神科医はかなり躊躇を覚える。というのも、この「総論」を最初から最後まで読んだという精神科医は私のまわりにほとんど誰もいないからである。

英国の精神医学の権威ある月刊専門雑誌「ブリティッシュ・ジャーナル・オヴ・サイカイアトリー」は、「総論」出版百周年（二〇一三年）の一年間を通じて、名のある精神科医たちにヤスパースの「総論」をめぐる短いエッセイを執筆させて連載している。筆者たちはそれぞれの立場からさまざまに『精神病理学総論』の今日における意義を強調しているのだが（それぞれに少し的外れなところもある）、ここでも何人かの筆者は、この本は（英語版でも）引用されることは多いが、読まれることはあまりないということを認めている。精神医学史研究で有名なG・E・ベリオスもこの連載に寄稿しているが[3]（四三三頁）、次の話を冒頭に紹介している――「総論」の英語への翻訳者の一人J・ヘーニヒは、有名な米国の精神科医の部屋を訪ねたときに自分の翻訳した本を見つけて、読んだ感想を尋ねたことがあった。その精神科医は冗談まじりにこう答えたそうである。「この本かい。これは誰も読んでなんかいないよ。ただ本棚に置いておかないといけないということになっているんだ」。

哲学への転向と「総論」改訂

「総論」という本が、精神医学の中でこのような奇妙なところに押し込められている理由は、やはり何よりその難解さにあるのかと思う。このことはヤスパース自身も意識していたようだ。「総論」第二〜三版への序文にはこうある。「……医学の側からは、この本は究極的な問題や最も困難な問題を扱っているので、学生には難しすぎるのではないかという意見も出ていたようだ。だが私は、学問というものは、それを完全に把握するのでなければ、つまりその中心となる諸問題を完全に把握しているのでなければ、何もわかっていないに等しいという信念を放棄するわけにはいかない。水準を落としてわかりやすくするなどということをすると、何もかもだめにしてしまうことになるだろうと私は考えている……」。

ヤスパースに限らず、哲学的な指向を持った人がこのような気分と調子でものを書いたときに起こることは、誰でも予想がつくかと思う。ヤスパースは一九四一年春に、三十年前にも本書執筆を持ちかけてきたフェルディナント・シュプリンガーからの要請を受けて、やや躊躇しながら「総論」改訂の仕事にとりかかるのだが、次第にその作業に没頭するようになり、「単なる見直しというよりも、もう一度全体を構想しなおす」という、長く臨床を離れていた元精神科医にとっては途方もないと思われる仕事を一九四二年七月までのわずかな期間に完成させている（第四版序文）。これが「総論」の実質的な最終版となるのである。この改訂により、「総論」の難度（読みにくさ）がまた大きく上昇したことは言うまでもない。なおヤスパースは、ユダヤ系の妻を持っていたため、この当時ナチスからの弾圧を受け、教授（ハイデルベルク大学・哲学）の職を追われ、出版も禁止されている状況にあった。ただ、大学の精神医学教室の図書室を使用することは認められていたようである（当時のハイデルベルク大学精神科教授はカール・シュナイダーという人であった。この人はナチスへの協力、とりわけ精神病患者の「安楽死」名目による大量殺害への積極的関与のため戦後、責任を問われ、取調べ拘置中に自殺した。ちなみにハイデルベルク大学精神科のカール・シュナイダーの後任は、偶然同姓であるが、日本でもよく知られている『臨床精神病理学』の著者であるクルト・シュナイダーである）。

本書において訳出した「人間存在の全体」と題された「総論」第四版（実質的最終版）の第六部は、第三版（一九二三年）までは存在せず、この第四版への改訂において新たに書き下ろされた部分である。難解さにおいても突出したこの部分が、なぜいま改めて日本語に翻訳されるべきなのか、なぜ現代において私たちがこれを「読む」べきなのかという問いへの答えを、訳者として以下にまとめていこうと思う。しかし、その前に、哲学者に転向したヤスパースが大幅に改訂したこの「総論」第四版に対する精神科医たちの評価について少し見ておくことにする。

## 「総論」第四版の受容、翻訳の問題とヤスパース像の混乱

今日の精神医学においてヤスパースおよびその主著「総論」の評価や歴史的位置づけが学者たちの間でかなり混乱していることは、前述のブリティッシュ・ジャーナルの連載のほかにも、たとえば「総論」の初版出版百周年を記念してG・スタンゲリーニとT・フックスによって編集された

「カール・ヤスパースの精神病理学総論の一世紀」（二〇一三年）という論文集の中のさまざまな論述にも見てとれる。この論文集に米国の精神医学者N・ガミーが寄稿している[4]。ガミーは主に精神薬理学（特に気分障害に対する向精神薬による治療）を専門に研究していた人であるが、近年『現代精神医学原論』、『現代精神医学のゆくえ』（いずれもみすず書房から翻訳出版）といった精神医学の方法論に関する著作で注目されている。これらの著作において彼は、「方法に基づく精神医学」を提唱し、その構想の中で、これまで米国ではほとんど無視されてきたヤスパースの精神病理学を高く評価しようとしているのである。ところが、このガミーの寄稿した論文において、ヤスパースの立場は「生物学的実存主義」だとされている。これはどう見ても事実と異なる。ヤスパースは、その精神病理学において、生物学的な方法（「説明」）をとりたてて強調したわけでもないし、哲学上の立場である実存主義を科学としての精神病理学に持ち込むこと（そのようなことはヤスパースにとっては方法論的誤謬の最たるものである）もおこなっていない。

ヤスパース理解のこうした混乱の一つの原因は、ドイツ語から英語への翻訳の問題にあるのかもしれない。精神病理学者としてのヤスパースを話題にしようとする英語圏のほとんどの著者たちは「総論」の英語版[5]にほぼ完全に依拠しており、おそらくドイツ語の原著はほとんど見ていない。明らかな誤訳といったものはここでは度外視するにしても、「総論」のようなテクストを他言語に置き換えるには、表面的な単語の対応などを追求することはあまり用をなさず、場合によって原著で文言としては書かれていないことも補わざるをえない。このような翻訳作業において、原テクストと翻訳テクストとの間に若干の解離が生じることはやむを得ないことである。もう一つの問題は、この英語版の底本はドイツ語第七版（実質最終版である第四版と序文以外同内容）であるという点である。英語圏の著者たちは、この最終版をヤスパースの「総論」のすべてだと思っているのだが、実はドイツで『精神病理学総論』が高く評価されたのは初版の内容によってであるということに英語圏の著者たちはほとんど気づいていないようなのである。日本では、多くの場合「総論」は初版の翻訳によって読まれているという事情によって、あるいは精神病理学者ヤスパースの評価自体がドイツからそのまま輸入されてきたという事情によって、概ね初版でのヤスパースの主張が、本来のヤスパースの主張であると考えられてきた。このことによって、精神分析を強く批判し、精神病理学に科学としての枠を逸脱しないように厳しく求めた若きヤスパースのイメージが私たちの中に増幅されてきたのである。この日本ではなじみのイメージが、少なくとも英語圏（なかでも米国）の精神科医には、ほとんど全く欠けているのだということに私たちは注意しておくべきだろう。

さて、精神病理学に科学たることを初版で要請したヤスパースが第四版改訂の際に「総論」に新たに持ち込んだテーゼとは、ごく単純化して言えば、「精神病理学以上のものが精神医学（精神科医療）には不可欠である」ということだったのではないかと私は思う。

ドイツの精神医学の月刊専門誌「ネルフェンアールット」は二〇一三年に「カール・ヤスパース、『精神病理学総論』百年」というＨ・ヘフナーの論文[6]を掲載している。この中でヘフナーは、一九四二年に「総論」第四版の草稿を読んだクルト・シュナイダーがこれを「哲学的なものがあまりに入り込みすぎている」と評し（一二八六頁）、またシュナイダーと並んでハイデルベルク学派の代表者と見なされ、「総論」の強い影響下にあったＨ・Ｗ・グルーレもまた、この第四版に対しては冷ややかな評価をしていたということを指摘している（一二八八頁）。こうして、ヤスパースが第四版で導入した「精神医学に不可欠なもの」は、少なくともドイツではその後ほとんど省みられることがなかった。

日本においてもこれまで多くの精神医学者が、初版を重視するという態度をとってきた。このため、現在私たちが邦訳として入手できるのは『精神病理学原論』というタイトルの「総論」初版の翻訳だけである（みすず書房）。それ以前に出版された第五版底本の翻訳は、『精神病理学総論』（岩波書店、全三巻）というタイトルであったが、長く絶版となっている。日本の大半の精神病理学者が抱いているヤスパースのイメージは、概ね初版のヤスパースであり、厳密な方法論的自覚に基づく科学としての精神病理学の位置づけと説明・了解の二分法という二つの主張を、私たちはヤスパースの精神医学者としての主要な功績と見なしてきたのである。そしてまたこのイメージに基づいて、精神分析学派や現存在分析学派などからはヤスパース批判が展開されてもきたのである。

## 哲学者ヤスパースによる精神科医療「批判」

ヤスパースは第四版への改訂にあたって、彼自身が初版で厳しく制限した哲学的な議論を精神病理学総論に持ち込んでいる。もちろんここで、個別科学としての精神病理学と哲学（ヤスパースにとって哲学は科学に属するものではない）との間の境界が失われたわけではない。むしろヤスパースは、第四版において、この境界の地点でどのようなことが生じるのかということを詳しく記載することによって、科学と哲学の境界をよりしっかり見定めようとしたのである。哲学者に転向したヤスパースがここで精神病理学の限界の向こう側のことも補足的に論じておくべきだと考えたことは、ある意味では、自然なことであったのかもしれない。だがこうした記載は、それまでの版を読んでいたドイツの多くの精神医学者からするとなんとも「余分なもの」と見えたのである。ヤスパースはここでも「水準を落とすことなく」完璧を期したために、皮肉なことにかえって、初版によって獲得された「総論」への高い評価がドイツではかなりのところ失われてしまうことになる。

では、私たちはヤスパースが「総論」第四版に持ち込んだもの――精神科医療の現場にとどまっている精神科医師たちから見れば「余分なもの」――をもう一度切り捨てて、ヤスパース理解は初版だけで済ませて、後の版での哲学めいた議論は素通りしてしまえばそれでよいのだろうか？

たしかに多くの人たちはここを素通りしてきた。だが、私の見るところ、ここにはヤスパースによる精神科医療へのもう一つの大きな貢献が隠されている。ここに隠されているものとは、狭い意味での科学的認識とは全く異なる次元で、私たちの実践（臨床）を強固に支えているものだと言ってよいだろう。それは私たちの実践の状況に対する厳しい批判を基にして取り出されてくるものでもある。それが何であるのか、この第六部を読んでもらうことによって、それぞれの読者に感じ取っていただきたいというのが訳者としての私の思いである。

## 精神病理学に課された科学性と、精神科医療の奇妙な停滞

話を少し戻して「総論」の成立の背景をもう一度確認しておこう。『精神病理学総論』でヤスパースがまずおこなおうとしたことは、精神医学と精神科医療に科学的な基礎づけを与えるということであった。一九世紀初めに医学の中の一分野として認知されるようになった精神医学がその後歩んだ歴史は、その他の医学領域や通常の科学が発展するパターンとは大きな隔たりを見せていた。この隔たりは、ヤスパースが精神科医となった二〇世紀初頭にはすでに明らかに見てとれるようになっていたが、その後なお一世紀の間さらに広がりつづけて今日に至っている。精神医学の歩みは、その内部における学問としての認識の発達によってではなく、精神医学の外部にあるもの、すなわち時代の思想の流れや社会からの要請によって、めまぐるしく方向を変えてきたのである。

ヤスパースは精神医学を、他の医学領域と並ぶ一つの独立な科学として、その内部における確かな積み重ねの中で進歩してゆくことができるようなものにしたいと考えた。彼はまず、当時有力であった二つのドグマを精神医学から排除しようとした。一つは、精神症状をすべて脳の病理現象へと還元しようとして思弁的な理論をつくりあげていた「脳神話」によるドグマである。もう一つは、精神症状に性的な意味づけを与えて、それを幼児期の体験（トラウマ）へと関係づける「精神分析」のドグマであった。

ヤスパースは、科学としての精神医学が用いるべき基本的な方法は、通常の身体医学で用いられ

る因果的説明だけでは全く不十分であり、これに加えて心理学的な了解を用いることが不可欠であるということをまず確認した。説明と了解というこの二つの科学的な方法を明確に区別して用いることにより、精神医学の対象に関する知を蓄積してゆくことをヤスパースは精神科医に求めたのである。これは、医学全体の中で精神医学が特殊な位置にあることを主張するものでもあったが、また精神医学が極端に心理学や哲学の方向へ傾いてしまうことを抑止する一定の力ともなった。つまり、精神医学の幅を広げ、かつその偏りを正すということを彼は「総論」(初版)において目指していたのである。

このことは、今にして振り返れば、実は当たり前の主張だったとも思える。誰でもこの立場には反対できないし、今でもこれを否定する人はいない。大学の精神医学の最初の講義の時には、ほとんどすべての教師が、精神医学にはバイオサイコソーシャル(生物心理社会的)な見方が必要だというようなことを述べているはずである。「説明」に相当するのはバイオロジカルな見方であり、「了解」に相当するのがサイコソーシャルな見方だと言ってかまわないだろう。つまり、ヤスパースの「総論」のこの基本的な主張は、現在の精神医学の中にしっかりと根付いたのだということになる。であれば「総論」をここで改めて読み返してみても、それはただ歴史的な興味を満たすだけだということになるのでないか。

私の見るところでは、現代において「総論」がなお読むに値するテクストであるということは、決して精神医学の方法論的な検討という側面においてではない。さらに言えば、「総論」における記述のかなり（大半）のところは、総論というよりは各論的な論説に当てられていて、その部分は現在のあらゆる精神医学の教科書にも反映されているので、いまや精神医学の常識のように扱われているのだが、そうした個別の議論の起源をわざわざヤスパースにまで遡ってみても、私たちにとって特別なものは得られないだろうと私は思う。しかもヤスパースはヤスパースで、こうした議論に関してはそれまでの精神医学者の書いてきたものを参照しているのだから、私たちが精神医学の常識だと思っていることの本当の起源は、もっと遡らないと到達できないはずなのだ。実際のところ、ヤスパースの精神病理学的現象に関する各論的解説の多くは、一九世紀の精神科医たちの議論の中にすでにかなり明瞭な形で書き止められていたものなのである。ヤスパースは、ハイデルベルク大学精神科の図書室の中で、過去に出版された膨大な文献の中から当時の精神医学の公約数を取り出してここに明瞭に整理しながら記述した。これは彼の信じがたい才能の一つの側面である。だがこの意味からすると、「総論」は、本来の総論ではなく、それまでの精神医学の知識の（各論的な）集大成だと見なさなければならないことになる。

では本来の総論はどこにあるのか。私はそれが第四版の第六部に置かれていると見ている。ヤスパース自身は、「人間存在の全体」を扱う第六部の内容は、もはや精神病理学に属するものではないと断っている。もしかすると、ある学問の総論とは、その領域から外へ出て、そこから距離をとることによってしか成立しえないものなのかもしれない。精神医学の臨床を離れて哲学者となったヤスパースが、精神病理学を振り返って見たときに見えてきたものこそ、まさに総論と呼ぶにふさわしいものであったように私には思われるのである。ここに彼の、もう一つの信じがたい才能がある。この第六部に書かれていることは、過去ではなく、私たちがまさにいま取り組むべき精神医学と精神科医療のあり方の諸問題に根本的に関係してくることなのである。

今日、精神医学は、おそろしい停滞の状況の中にある。医療現場に身を置く医師として、他の医学分野の急速な進歩からはほとんど縁のない地点に足止めされているような感覚を私たちは味わっている。私たちの目の前には、私が医師になったころと本質的には何も変わらぬ状況が広がっている（もちろんそうは感じていない能天気な人たちもいる。それだけに精神医学の危機は根深いのである）。その目の前にあるものは私が医師になる前にも長くほとんど同じままであったのである。私たちは、一九九〇年代以降、脳の機能についての生物学的研究のすばらしい進歩に目を奪われていたのだったが、しかしそこからの成果によって私たちの臨床が三〇年前と比べてどれだけ変化したと言えるのだろうか。精神科診断の国際化と操作的基準導入のために精神科医の莫大な労力が投入されているが、それは患者や社会にどれだけの利益をもたらしたのだろうか。新たな抗精神病薬と抗うつ薬の導入が次々とおこなわれてきたが、私たちはむしろ無定見な処方を、こともあろうか医学の素人からさえ指摘される時代に直面している。精神科医の仕事のあり方全般に対しても、社会の一部から厳しい批判が巻き起こりつつある。

精神医学は、着実な科学的進歩という面で、明らかにこの一世紀にわたってヤスパースの時代に抱かれていた期待を裏切りつづけてきた。つまり、「総論」という書に記された各論的部分において、精神医学は当時のままに留まっている。では「総論」の総論的な部分であるこの第六部に述べられていることは、この精神科医療の停滞した今日の状況をいかなる意味において変える力を持っているのだろうか。

## 私たちは精神科医療の本質を見誤っていたのではないか

この第六部で論じられているのは、もはや精神病理学内部で科学的に取り扱える個別の問題ではない。科学としての了解心理学、あるいはそれを導入した精神病理学が、その限界の地点でいかなる謎に出会い、その限界の向こう側にいかなるものの存在を感じ取るのかということが述べられている。これこそが、「人間存在の全体」というこの第六部のタイトルによってヤスパースが指し示したものなのである。彼は人間存在の全体は科学の対象とはなりえないと考えている。

心理学的方法としての了解は、二つの相反する方向に互いに全く異なる限界を持っている。一つは、人間が生物学的存在であり、物質を基盤にして生を営んでいるという事実によって生じる限界。この限界において、精神科医は心理学的な了解を放棄して、説明という生物学的な方法へと移行することになる。しかしこの方法の変換は、あくまで科学の内部でのことであり、科学の枠組みの中で心理学に代わって生物学が表に出てくるということでしかない（ただし、現代の脳神経科学の発展によってそこに二者択一的な関係があるとは言えなくなってきている。これはこれでたいへん興味深いことではある）。

了解のもう一つの限界は、実存と境を接する地点にある。そこは認識可能性一般の限界であり、この限界において「人間のそれ自体としての存在」が感知されることになる。実存の領域に対しては、科学の諸方法は無力であり、哲学的な開明がなされるだけである。

ヤスパースは精神病理学に対しては、あくまで科学たることを要求し、精神病理学の中に哲学を持ち込むことに強く反対しつづけた。しかし、精神科医療の実践（臨床）において治療者に対してただひたすら科学者たることを求めているのではない。精神科臨床の場において、とりわけ精神療法（心理療法）の場において、最終的に求められるのは、むしろ「実存的交わり」にほかならず、ここで医師は単なる技術者であることをやめ、単なる権威であることもやめる。こうした実践をおこなうには、精神科医（神経医）としての適性といったことも考えておかなければならず、また精神科医は、「医師である自分自身の心理を意識的反省の対象としておかなければならない」のである。つまり、「精神療法をおこなう神経医は哲学者たることを避けることはできない」（本書二五二頁）ということになる。

今日の精神科医にとって、この要求は法外のものと思われるかもしれない。ここで精神科医（神経医）に求められている資質や能力は、他の知的専門的職業において要求されるものと明らかに同質のものではない。しかもヤスパースは、精神科医に求められるこうした資質が、教育や学習という形で獲得できるものではないとも考えている。心理学の学説を学ぶことや、精神分析においておこなわれているような教育分析を受けることによって、精神科医として欠くべきでないこうした能力を獲得することは、ほとんど不可能だというのである。

つまり、ここでヤスパースが論じていることがらは、精神医学が学問や技術としてどうあるべきかという問題を通り抜けて、精神科医が人間（人格）としてどうあるべきかという領域に及んでいることになる。この意味で、第六部の内容は、第五部までの内容と一応の連続性はあるとしても、学術書としてはほとんど例を見ない領域、ほとんどすべての学者が扱うことを避けてきた領域を、扱っているのである。言い換えれば、ここでヤスパースは、精神病理学の客体を論じることから、精神病理学の主体を論じるという大転換をおこなったことになる。これは、科学（精神病理学）から哲学（実存開明）へという彼の人生の歩みを圧縮しているものとも思えるのである。

私たちは、精神科医療と精神科医というものを根本的に見直す必要があるのかもしれない。精神科医あるいは精神療法家という仕事が、たとえば内科医や外科医といった職業と同じ平面の上に並んで一つの専門分野の選択肢としてそこにあるようなものなのか。これは、今日精神科医療にさまざまな批判も寄せられている中で、もう一度よく考えてみるべき問いである。ヤスパースのここでの議論からすると、精神科医療の治療者に必要とされるものは、医師一般に求められる資質と共通の部分もあるとはいえ、通常の職業に求められる水準の能力とは全く異なる領域のものだと言うべきだろう。このことが精神科医の間でまず理解されないことには、精神科医療の奇妙な停滞状況も乗り越えられないのではないかという感覚が私にはある。

## 精神科医療を担う人たちの資質について

精神科医となろうとする人にこのような要求をつきつけるのは今の時代にはそぐわないという見方が精神科医の多数を占めるとしても不思議ではない。とりわけ今大学の中で精神医学という分野を担っている人たちには、このようなことは全く時代遅れの陳腐な要求だと見えるはずである。彼らは、医学の中で他の分野と精神医学が同じ水準の学術分野であることを主張しつづけなければならない立場にあるからだ。そうしつづけなければ、精神医学は、医学という馬車から振り落とされてしまうかもしれない。医療全体から精神科が消えるのではないとしても、総合病院の中の精神科は、一種の診療支援部門（つまり、直接に患者を担当して診断と治療を考える診療科ではなく、そうした診療科の診断と治療に協力する部門、たとえば放射線科、麻酔科、緩和ケアチームなどといった院内部門）に転換していくということになるかもしれない。また単科の精神科病院は、医療機関としての病院という位置づけを失い、ヨーロッパにおいてかつてそうであったようにアサイラムとかアンシュタルト（いずれも保護や療養のための施設）という地位に再び甘んじることになるかもしれない。

精神科医療はもう一度、それを担う人たちの備えるべき資質というところから見直しをおこなうべき時にあるのではないだろうか。医学部の講義で、まさか「どのような人でも精神科ならやってゆける」といった入局への勧誘がおこなわれているなどと思いたくはないが、この総論第六部でヤスパースが述べていることが無視されたままとなって、哲学なき精神科医たち（ここで言う哲学とは、ものごとへの深い洞察の能力のことであり、見かけ上の知識としての哲学のことではない）が精神科医療の大半を担うという状況になることは、精神医学をますます深い昏迷へと導くのではないかと私は恐れている。

この昏迷に陥らないために私たちは、精神医学という、医学の中で辺縁に位置するマイナーな科に医師を呼び込むにはどうしたらよいのかといった発想をやめて、精神科医の理想像を前面に立てて、私たちの実践の質を保っていくことによって、精神医学への人々の尊重の気持ちを取り戻していくという努力をしていかざるを得ないのではないかと思う。いままさに精神医学はそういう局面にあるのだということに私たちは気づくべき時なのだ。

精神医学の中に、哲学にも根拠を持った確固としたある種の倫理が必要とされることは、ヤスパースを取り巻いていた当時の状況が実証していることである。そこに示されているように、精神科医療のあり方は、その時代の思想や社会状況、経済と医療の体制によってきわめて容易に大きな揺さぶりを受けてしまうものなのである。ナチス政権下のドイツで起こったこと、あるいは東側諸国で精神科医療の名の下に起こっていた（あるいは今も起こっている）ようなことは、より目立たない規模と形においてではあるが、今日のわが国の精神科医療の中でもどこかで起こっているのかもしれない。このことを考えても、精神科医になろうとする人がどういう人物なのかということに私たちは無関心ではいられないのだ。

医学部でこうした問題が起こっていることと対照をなすと言ってもよいが、主として人文系の学部で心理学を学んで将来精神療法（心理療法）に携わる臨床心理士になろうとする学生たちについては、精神科医になろうとする医学生の場合と比べると、少なくとも現在のところ、こうした問題はあまり深刻にはなっていないようである。心理士という職業は、国家資格としての職業的な地位が確立されていないこともあって、これまで不安定な身分のまま、医療現場での大事な仕事を請け負ってきたというところがある。それだけに、彼らが安易に職業選択しているなどということはまずないだろうと思うのである。ただし、安易な選択でさえなければそれだけでその人がその職に適合しうるかと言えば、ヤスパースが書いているように、精神療法家となるにはまだそれ以外のさまざまな厳しい条件があると考えなければならないのであるが。

私が医学部の学生だったころ、教育学部で河合隼雄先生（日本におけるユング派精神分析の権威であった）の講義を聴きに行っていたことがある。私はその時雰囲気として感じ取ったにすぎないのだが、その講義がたいへん幅広い学生たちを惹きつけるものであったのとは対照的に、心理療法家となろうとする学生たちに対して河合先生はずいぶん厳しい基準を設けていたようであった。少なくとも、今日の医学部の精神科のように、希望する者は実際上誰でも受け入れるといったことでは全くなかったと私は思う。

精神科医療が、科学としての生物学と心理学によってどこまで規定されており、医療を実施する主体である人たちの哲学、あるいは人がらや品性《エートス》、あるいは信仰（宗教的なものとは限らない）といったものによってどこまで規定されるのかということは、いつでもどこでも同じではない。時代や状況によって変わってくる可能性がある。医師として患者に接する限りは、できる限り科学的な、医療技術的な専門知識に基づく対応をすべきだということはあたりまえのことだ。しかしそうしたことを強調するあまり、私たちは精神科医療において、より本質的に重要なものをどこかで見失ったのではないか。今日私たち精神科医が日常接する患者のすべての問題が、私たちの知識だけで解決可能だということはありえないことである。そこには私たちが科学者としてまだできないこと（科学が発展すればいずれ可能になるだろうこと）も多く含まれるが、さらに原理的に科学的には解決できないことが、すなわちヤスパースがこの第六部で話題にしている「謎」というものが、私たちに立ちはだかる場面もしばしば起こってくるはずだ。この「謎」にどう立ち向かうかということが精神科医につきつけられている究極の問いである。哲学者ヤスパースは今でもこの問いを精神科医に問いつづけているのである。

## 第六部の各節・各段落の梗概

第六部「人間存在の全体」は、『精神病理学総論』（第四版以降）の本文（全六部）の最後に置かれており、原著では六二四〜六八六頁にあたる。この前には「序」（原著一〜四四頁）、第一部「心理活動（心的生活）の個々の事象」（四五〜二四九頁）、第二部「心理活動の了解的関連（了解心理学）」（二五〇〜三七四頁）、第三部「心理活動の因果的関連（説明心理学）」（三七五〜四六三頁）、第四部「心理活動の全体性の把握」（四六四〜五九三頁）、第五部「社会と歴史における異常心理（精神病と精神病質の社会学と歴史学）」（五九四〜六二三頁）が置かれている。また第六部で終わる本文の後に四節にわたる「付録」（六八七〜七一六頁）が加えられている。

冒頭（本書九二頁）にあるように、科学としての精神病理学そのものに属する問題ではないが精神病理学とつながるような哲学的基本問題についてここで省察をおこなうとされて、第六部の議論がはじまっている。

### 第一節・これまでに述べた精神病理学を振り返って見る

まず第一節は、「総論」第一部から第五部までにおいて述べてきた精神病理学を「振り返って見る」という部分である。これまでの六百頁あまりにわたる議論を踏まえての総括のような形になってはいるが、そういった精神病理学や精神医学の個別の知識がなくてもここでの議論は十分に理解できるような内容となっている。それぞれの方法にはそれぞれ固有な限界があり、その限界の向こうにその方法では解決しえない謎が見えてくるのだという一つの主題が、この第六部全体に繰り返し現われるライトモティーフとして導入される。

---

（a）私の精神病理学の構想へのさまざまな反論について：この『精神病理学総論』の中心的な課題は、精神病理学の対象をまとまった全体として提示するということではなく、何よりもまず方法論的な体系を提示するということであった。そして経験的な事象の羅列的記載ではなく、それらを区別し、互いの関係を示すような論理的な議論を優先してきた。さらに、この「総論」は、方法論的な自覚の下に認識を了解の方向に向けて限界まで拡張するということに努めてきた。その認識の限界において哲学的開明への接点が生じてくるが、このことはまた「総論」の基本姿勢を支えるひそかな根拠ともなっている。

（b）人間についての私たちの知の総合の要請と精神病理学の概観：一般に科学というものは知を総合しようとする。人間存在については、その全体のモデルといったものは存在しないので、人間に関する知の総合は、その知の構造化によってのみ可能である。人間を認識するには、その認識の道具（それも人間である）をまずはっきりと捉えておく必要がある。だから方法論こそが、認識の総合という要請を満たす唯一の可能性なのだが、しかしそれは結局のところ人間存在の全体を捉えることを可能にするわけではない。人間存在の全体を認識と実践の照準としてしまうような誤りは、たとえばL・ビンスヴァンガーに見られる。それは哲学的にも科学的にも誤りなのである。

（c）さまざまな全体性についての回顧と、唯一の全体なるものに関する問い：精神病理学研究の対象は、さまざまな水準における、個々のことがらと何らかの全体との関係という形で捉えられてきた。つまり全体性のさまざまな水準（意識、知能、身体の各システム、言語能力、性格、疾患単位、体質、個人の生命、社会、文化など）が問題にされてきた。いずれの水準の全体性も、相対的なものであり、それらを絶対化するのは間違いである。それらの全体性は、人間存在の現われの個々の側面にすぎない。唯一の全体なるものとしての人間存在は、精神病理学の議論の対象とはならない。それは、哲学的に開明されるべきものであって、科学（学問）の領域にはない。

（d）いくつかの具体的な謎についての回顧：すべての方法にはそれぞれ限界があり、その方法によっては解消できない謎が現われてくる。したがって謎の出現は、それぞれの認識のしかたの限界を示してもいる。体質論、遺伝研究、作業心理学、了解といった方法に伴う謎、生命体が遭遇する偶然についての謎、意図と身体運動の関係についての謎や表出を伴わない内的存在の謎といった具体的な謎が例として挙げられる。方法の限界において研究者に対して現われてくる謎は、無限のもの、個なるもの、あるいは包括するものというあり方をとることになるだろう。これらは、私たちが研究において遭遇する三つの限界である。人間を対象とする研究の場合、これらは同時に現われてくる。対象的認識の限界の背後に、私たちは人間の自由というものを感じ取ることになるだろう。自由は、経験的認識の対象とはなりえない。自由は、人間の「私が生きて体験していることを私が知っている」という特質から生じる。了解という方法は、自由を暗黙のうちに承認しているのでなければ成立しない。把握の形式としての「自然の認識」（説明）と「了解」はそれぞれの限界において、解決しえない謎にぶつかる。自然の認識、あるいは因果性は、自由にぶつかる。了解は、一方で生物学的原因という、また他方で実存という、それぞれ了解不能なものにぶつかる。

## 第二節・人間の本質に向けての問い

前節において精神病理学を眺めなおすことにより、私たちは人間の本質についての問いに導かれることになった。この問題について議論するのは本来、哲学の役割であり、本節の多くの記述は私（ヤスパース）の哲学分野の著作から引き出されたものである。

（a）哲学的な基本姿勢：経験的（科学的）認識によって私たちが捉えることができるものは、さまざまな全体性、あるいはさまざまな単一性のみであって、「唯一の全体」を捉えるということは決してできない。認識のさまざまな限界において、私たちは「私をあらゆる対象的なものとともに支えかつ包括するもの」を感じ取る。この包括者は、私たちの認識の限界の外にあり、対象化されることはない。しかし認識対象となりうるすべてのものは包括者に由来する。包括者の開明は哲学の役割である。科学と哲学の役割を混同してはならない。だが個別科学としての精神病理学においても、認識の限界を感じるということ、あるいは謎に突き当たるということを通じて、私たちは包括者を感知するようになるはずである。また逆に、包括者についての意識を持つということによって、私たちの認識はより深いところに到達することになるはずである。

（b）人間の具体像：さまざまな方法によって人間を研究することに応じて、人間とはこのようなものだといったさまざまな具体像がそれぞれに浮かび上がってくるだろう。人間についての認識がこのような多重性を持つという事実は、いつか解消されるようなものではない。研究の対象としての人間は、原理上、つねに引き裂かれたものであり、全体としてのまとまりを持たないものなのである。人間をその全体において捉え、そのすべてを一気に把握するというような試みは必ず挫折する。

（c）私たちがそれであるところの包括者を哲学的に描き出すこと：諸研究において取り出されるさまざまな全体性は、包括者である人間存在に照らしてみれば、一つの現象でしかない。たとえば、私たちが精神医学においてよく話題にする人格といったものも、そうした数ある現象の中の一つにすぎない。一般に、世界という包括者と超越（者）という包括者は、個々の人間とは関係なく存在するものであるが、包括者のもう一つのあり方として、私たちがそれであるところの包括者についてここで描いておくことにする。私たちがそれであるところの包括者のあり方は、まず、私たちが現存在、意識一般、および精神としてあるということに対応している。これらの三つのあり方は、経験的に到達可能な形で現象しうるものである。しかし私たちは、この三つをさらに越えるところにある一つの根源に由来するものである。言い換えるなら、私たちは可能的な実存として、あるいは本来的な理性として生きている。私たちの本質をなすこの根源は、いかなる経験的研究によっても捉えることができない。その根源をその対象なき痕跡において描き出すのは、哲学的自己開明の課題である。

（d）人間は完成しえないものであるということ：人間以外の動物はその生において、前もって決められた道筋を歩むにすぎないが、人間の生は、あらかじめ決定されておらず、不確実なところを持っている。すなわち人間は、自由の中で自らおこなうべき選択へと委ねられている。このことは、人間が自分自身との間で闘争の状態にあるということでもある。これは、人間の根源そのものから生じる根本的な闘争である。この闘争の状態は、生物学的な水準から実存的な水準に至るまでのさまざまな段階においてさまざまな形において現われる。何かを選択すること、何かを決断することもまた闘争の一つの形だと言ってよい。たとえば、信仰するかしないかといった対立の一方を選ぶといった決断である。そうした対立は、少なくとも時間の中に生きる存在である人間にとっては、究極の絶対的な決断を迫るものである。人間はたしかに常にそうした有限性の中にあり、自分以外の他のものに頼らざるを得ない存在ではあるが、人間はまた、自分が有限なものであるということを知っている存在でもあり、さらにまた人間はいかなる有限なるものにも満足しえない存在である。したがって、有限なるものであるという意識は、あらゆる有限性を突き破ろうとする動きを人間に促すことになる。人間はこうして二重性の中に生きることになる。宗教的信仰において、人は何らかの具体的な拠り所、具体的な主張を伴わずに信仰をおこなうことは不可能である。この意味で信仰の内容は必ず有限な性格を帯びる。だが他方で、それが信仰である限り、この有限性は、この有限性を超越するものにおいて止揚されるのである。有限なるものと、有限性を突き破ろうとするものとのこうした相克は、死に向かいつつある老人において、青年よりもむしろ豊かな生命の営みが見られることがあるという事実にも見てとれるだろう。人間は、無限のうちにおける自分の有限とともにある。人間には人間自身に把握できないものがたえず作用しているのであり、この他なるものを捉えようとするのは人間の思い上がりである。

（e）この節で私たちの論じてきたことがらを簡潔にまとめておく：人間は、単に動物でもなく、単に天使のようなものでもない。人間は、動物に属する面も持っているが、その本質の根源において超越（者）としての性格を帯びており、自由のうちに与えられた存在でもある（Iの1）。人間は、すでに述べてきたように、私たちがそれであるところの包括者であり、完成しえないものである（2、3）。人間は、人間固有の姿を保っている限り、自分自身が固定された形にはまりこむことは拒もうとするものである（4）。そしてまた、人間が高く飛翔しようとする際には、その内面において三様の抵抗が生じる。これらの抵抗に対して人間は闘うものである（5）。人間存在において科学的に認識することができるものは、経験的現実として世界に現われ出ている側面のみである。

全体としての人間存在は、科学研究の対象とはならない（Ⅱの1）。科学研究の枠組みを超え出て、人間存在を哲学的に開明するということが可能であり、そのような開明によって科学的認識の背景が形作られるものであるのだが、しかし開明された内容を対象的な認識と同一視してしまうのは著しい混同であり、哲学に対する根本的な誤解である（2）。人間以外の対象に関する認識は必ず限界にぶつかり、それ以上いかなることも把握できなくなるものだが、私たち自身についての認識では、認識が限界にぶつかっても、その限界において何かが私たちにはわかるようになる。それは知や認識とは異なる何かである（3）。私たちが他人を対象として探究をおこなうときも、認識の主体および客体はいずれも人間なのであるから、前項と同様のことが生じる。了解心理学を含む科学的認識が限界に達しても、その先において人間のそれ自体としての存在が感じ取られるということが起こる。これは実存開明と呼ばれるものである（4）。全体としての人間は、認識の対象とはなりえない。人間についてのあらゆる認識は、人間の特別な側面を捉えるにすぎない（5）。人間は常に、人間が人間について知り得る以上のものである（6）。したがって、いかなる人間についても、そのすべてを見通すことはできないのである（7）。

## 第三節・精神医学と哲学

ここでは主に、科学の本質について、精神病理学における科学と哲学の関係について、さらに哲学的主張や何らかの世界観を、科学としての精神病理学の中に持ち込むことの方法論的な不適切さについて論じられ、とりわけフロイトやいわゆる現存在分析の立場をめぐって批判的な検討がなされている。しかし、科学としての精神病理学において哲学をすべて排除できるかと言えば、決してそうではないのであり、哲学が必要となるいくつかの局面があるということが「精神病理学における哲学」の項で指摘される。精神病理学に哲学はいらないと思う人は、やがて解しがたい形で哲学に支配されてしまうことになるのだという。また精神病に対して実存という面から形而上的解釈をおこなうことも、それがそれであること（したがって科学ではないこと）を自覚している限り、一定の意義を与えられるべきものだとされている。

（a）科学とは何か：精神病理学は科学であるべきなのだが、そこに科学の見せかけを持ってはいても科学としての性格を持たないさまざまな主張が入りこんでいるのが実情である。科学とは、普遍妥当性を持ち、証明が可能であり、拘束力を持った洞察をもたらすものである。論理的な一貫性やわかりやすさということも科学の必要条件ではあるが、それだけで十分だというわけではない。自然科学だけが科学だと考えるのは間違っている。自然科学は、精神病理学の基盤であり、精神病理学にとって欠かせない要素ではあるが、精神諸科学もまた精神病理学にとって欠かせない要素である。

（b）精神病理学における科学のさまざまなあり方：私たちは本書のこれまでの議論で、科学のさまざまな水準を渡り歩いてきた。その主要なものは、第二部で論じた発生的了解（了解心理学）と第三部で論じた因果的説明の二つの水準である。さらに第四部では、さまざまな全体的なるものの把握をめざした。これらのそれぞれの水準において科学的にさまざまな方法が適用できる。しかしそれらすべての方法を用いても人間存在の全体を捉えることができるわけではない。

（c）精神病理学における哲学：精神病理学には科学の範囲を逸脱したような論考がしばしば現われる。そうしたものをただ科学的でないという理由で排除するだけであっては、精神病理学が実りあるものとなることはないだろう。精神病理学がその内実や意義を十分に獲得するためには、哲学もまた必要なのである。知識や認識の限界と内的秩序を意識しておくことが科学者、とりわけ精神病理学者には必要である。さらに、人間と関わる臨床実践の場において、なかでも精神療法の場において、医師の内面的態度こそが重要になるが、それを決定するのは医師であるその人の（哲学的な）自己開明であり、交わり《コムニカツィオーン》の意志であり、さらにはその意志を支えるような信仰である。

精神病理学者は、科学の研究方法のうちのどれか一つだけが唯一妥当なものであるとするような絶対化の主張には反対しなければならない。また、科学的な知そのものを全体として絶対化するような議論に対しても抵抗しなければならない。科学と哲学の混同は最も避けるべきものであるが、精神病理学から哲学を排除することだけを強調するような主張にも精神病理学者は反対すべきである。哲学をよく知る人だけが、科学を純粋なものに保つことができるのであり、しかもまた科学を人間の生との関連のうちにとどめておくことができるのである。

（d）哲学的な基本的立場：哲学する《フィロゾフィーレン》ということを支える基本的な立場（基本命題）を以下に提示しておく。科学は対象化可能なものごとだけを扱う。諸科学はその認識の限界を通じて、超越しつつ包括者に気づくような思考内容へと、すなわち哲学へと、導かれる。したがって諸科学は、言わば、超越的な思考の跳び板を提供しているのである。哲学的な思考内容は、科学による対象知とは常に区別しておかなければならない。たとえば実存開明という営みと、心理学的に知るという営みとを混同するようなことをしてはならない。包括者としてある人間存在の全体は、諸科学（たとえば心理学や精神病理学）によって捉えられるものではない。

（e）哲学的錯綜：哲学的な超越に関わる思考内容が、認識対象として捉えうるものであるかのように誤解されてしまうことになれば、そこで起こっていることは、真に超越することにおける飛翔とは正反対の方向への動き、すなわち墜落ということになるだろう。このようにして知の有限な対象を絶対的なものとしてしまうという誤りも起こる。精神病理学においても全体としての知を無理強いしようとするような知的運動が過去に見られた。それらは、自然科学か心理学の装いをとって、現実のことがらすべてを解釈できるのだと主張するような強固な構築をつくりあげている。こういった運動の主張する理論は、証明も反証もできず、科学にふさわしい論理形式をとっていない。そのような論理形式は、哲学的真理を述べるのに意識的に用いられることがあるが、科学における真理の基準に合致するものでは全くない。

（f）認識を装った世界観：精神療法の専門家の中には、集団をなして、ある学説を信仰するといった傾向を持つ人たちがいる。フロイトの学説も、そのような宗派によって絶対的な知として位置づけられている。ただしフロイト自身は、ニーチェやキルケゴールとは異なり、自分自身の人格をその著作の中で明らかにするようなことはあえてしなかったのであり、世界観的な訴えかけを避けていたと言える。しかしその影響において、彼は世界観的な運動の出発点となったのである。そして団体設立や弟子の破門といった彼の現実の行動においては、宗派形成の傾向が誰の目にも明らかであったし、フロイト主義は、表向きは科学を装いながら実際のところは信仰運動へと変質していった。H・クンツのフロイト批判は、私（ヤスパース）のフロイト批判とは反対の方向からなされている。クンツは、精神分析で現実に起こる基本的なことがらを、これまでの心理学では到達できなかったような「実存的な証し」であるとまずは肯定的に位置づけたうえで、フロイトがその本質を見誤っていたために、分析の場で経験される実存的真理を精神分析家がそのまま受け入れることができなくなり、ついには分析家はその真理から目を逸らすために精神分析の学説の教条化へと流れていってしまうのだと主張するのである。これに対して私（ヤスパース）は、フロイトおよびその弟子による精神分析は実存的事象を引き出しうるような水準のものではないと見ている。これはもちろん、精神療法というものがすべてそのような水準にとどまってしまうものだと言っているわけではない。

（g）実存哲学と精神病理学：精神療法の実践においては、治療者の信じていることが科学的に正しい《リヒティヒ》かどうかということよりも、それが哲学的に真理《ヴァール》であるかどうかということが問われることがある。そのような問題は科学の内部で解決できるものではない。さらに実存哲学の考えを直接に精神病理学に持ち込んで、実存哲学を認識の手段のように扱っている人たちがいるが、これは科学として誤ったやり方である。ここで焦点となる問題は心理学的了解と哲学的開明との関係である。了解心理学を主題とする「総論」第二部のまえがきの部分で、私は心理学的な了解可能性は、感性的な現象の知覚や他者の体験の現前化、すなわち了解可能なさまざまな客観性を有するもの（言い換えれば経験心理学的対象）を私たちが捉えることを前提としているとともに、意識外の身体的メカニズムおよび実存という二つの了解不能なるものによって限界づけられることを述べた（「総論」第四版原著二五八～二六〇頁）。このことから言って、了解心理学の内容は、一方で経験心理学の認識に貢献することになる。この場合、その道筋は完全に科学的な領域にある。また他方で了解心理学の思考は、研究者を哲学的実存開明へと導くことがある。この後者の意味で、すべての心理学者はその実践の中でいつか実存開明をおこなう哲学者となる必然性を持つのである。ハイデガーの基礎的存在論と呼ばれるものを精神病理学において応用しようとする動きがあるが、その基礎的存在論の試みは、まず哲学的に見て誤っている。さらに、それを心理学や精神病理学において応用するのであれば、それがどのような意義を持つのかということをよく検討しておくべきである。実存的なものに深く根ざしながら科学的に人間の本質を問うということはたしかに研究者にとって必要なことである。だが実存の領域に踏み込んで研究者が獲得するものは、科学のもたらすような認識や知とは全く別のものであり、それを科学的な成果のように紹介するのは著しい逸脱である。こうした見せかけの知をもたらすだけの存在論は、心理学を誤った方向に導き、精神病理学を停滞させるだけである。哲学と精神病理学との領域の区別を頭に置いておくということが常に求められている。しかしそれは精神病理学が哲学を排除すべきだということとは異なる。

（h）病気の形而上学的解釈：病気は人々によってさまざまな非科学的な意味づけを与えられるものである。特に統合失調症に対しては、少なからぬ形而上学的解釈を含むような描写がなされやすい。たとえばA・シュトルヒによる初期統合失調症の世界の描写はそのよい例である。そこでは実際の体験の記述とその形而上学的解釈が交錯していて、経験と理論と哲学が区別しがたく一体化しているかのようである。

## 第四節・健康と疾患の概念

ここでは、一般に健康および病気とは何かということがまず論じられる。さらに身体医学と精神医学における疾患概念についての議論が続き、特に精神医学における一般疾患概念が詳しく検討され、その不明瞭さが強調されることになる。疾患概念には不可避的に価値づけの視点が入り込んでいるものだが、精神疾患に関してポジティヴな価値づけをしている作家、哲学者、医師もいることが詳しく紹介される。最後に精神医学における疾患概念の三つの類型が導き出される。

（a）疾患概念の疑わしさ：人々は、何が健康で何が病気（疾患）かということを医学がすでに決定しているものだと思い込んでいるが、現実には全くそのようなことはない。医学者は個々の病気については定義できるが、一般に病気とは何かという問題には答えられないものである。一般に病気とは何かということを決めるのは、医師の判断ばかりでなく、患者の判断でもあり、またそれぞれの文化圏の人々の考え方なのである。

（b）価値概念と平均概念：病気という概念は、例外なく、ある価値判断を表現するものである。すなわち病気という語は常に、有害であり、望ましくなく、価値の劣るものを指す。価値概念を避けようとする人は、平均という考え方を持ち出すかもしれないが、これは病気を定義するには不十分である。

（c）身体医学における疾患概念：医学者の本来の仕事は、一般的な疾患概念をつくりあげることにはない。医学者は、特定の具体的な事象を同定し、その事象の発生の条件、その事象の経過、その事象への影響因子といったものを確定すればそれでよいのである。平均概念と価値概念を組み合わせて一般に疾患を定義しようとしてもさまざまに問題が生じて成功しない。疾患は、平均からの隔たりというよりも、理想あるいは規範（すなわち健康）からの隔たりとして捉えるべきである。身体医学において、病気の存在と病識の存在の間に不一致が見られる場合があるが、それは原則として一時的なことでしかない。精神医学においては、病識や病気に対する態度がしばしばその病気の本質を構成している場合があり、身体医学の場合とは異なり問題が複雑である。

（d）精神医学における疾患概念：身体的な特性の価値づけに比べて心の特性の価値づけは多様である。このため、「心理的に病気」だとされるものの境界は歴史的にも大きく変動してきた。この数世紀の間、精神疾患の範囲は広がっており、この拡大は、その人が社会的に有用かどうかという基準によって病気の判定がなされることによっている。しかしきわめて不均一なさまざまな心的な実態が病気だとされている。まず何か無価値とされた特性が、病気と呼び換えられるのだが、そのような呼び換えをおこなった人はやがてそのような実在の病気があると信じてしまうようになる。そしていつのまにか、病気かどうかの判断は経験的な認識によってなされたかのように思い込んでしまうのである。また、心的疾患の概念には、肯定的に価値づけされうる現象が含まれている場合もある。結局のところ、心の領域において私たちは「病気一般」という概念を持ち出してみても、何も主張していることにはならないし、何をすべきかということも全く明らかにはならないのである。私たちができることは、個々の現象に対して、それはこれこれの見方からすると不都合な現象であるとか、その現象はこういう経過をとることになるだろうといったことを述べることだけなのである（1）。次に疾患と健康一般について思弁的に考察をおこなってみる。一般に病気というものを生物学的地平において考えてみると、病気は生物種、あるいは生物全体が生命を維持していくのに貢献しているという面もある。人間は生物種の中で例外的な存在であり、最も高い可能性を持ち、ある意味で最も危険な存在でもある。つまり種としての人間は生物全体の中で病んでいる存在であると見ることもできる。文学において狂気は、人間存在の本質を反映したものとしてしばしば取り上げられてきた。また、かつて世界の各地で愚者（道化）の知恵というものが認知されていた。さらに、プラトンやニーチェは狂気を健康以上のものであると考えていた。病気は健康以下のものではないし、ただ破壊するだけのものでもない。健康な者には達しえない可能性を狂気や精神病質は持っている。病気である一定のあり方に対して私たちが怖れたり、畏敬を感じたりするのは、健康な者も精神病理学的なもののうちに彼自身にとって欠くことのできない本質的なものとなりうるものを予感しているからだと言える。一九世紀の精神科医イェッセンは、心の病気である人たちの方が、一般の人たちよりも、ある意味で自然で理性的であると述べている（2 aa）。次に健康の概念について検討をおこなう。古代ギリシアからこれまでさまざまな健康についての定義がなされ、それと対応して、病気をその健康に反する状態として捉えようとする議論がなされてもきた。たとえば、健康は真理と関係し、病気は虚偽と関係するといった見方が主張される場合がある。しかし、健康そのものなど存在しないとニーチェは主張している。病気が逆説的なものを持っていることは、V・フォン・ヴァイツゼッカーによっても強調されており、病気がむしろ治癒的で創造的な効果を持つということもありうるとされている（2 bb）。心の病気を全体として見ていても、何が病的なのかという基準は見えてこない。心の病気を分節しておくということをまずおこなった上で、精神科医は目の前にある現実を病気と見なすべきかどうか判断しているのである。患者を観察する立場の者が病気判定の根拠とするのは、一定の様式の了解不能なことがらである。また患者にとって病気判定の根拠となるのは苦しみである（3 aa）。現在のところ精神医学において次の三つの類型の疾患概念が置かれている。第一に、身体的な過程が証明されていてその表われとして精神的な異常が認められる場合である。この場合、精神科医は疾患概念の困難な問題から解放されている。第二は、非常に大きな集団に対応するものであり、何らかの身体事象が推測されてはいるが、まだ身体の病気を発見することができていないような精神病の群である。それは、それまで健康に生きていた人の中に新たに侵入してきて、精神に変化をもたらす重大な事象となる。この群は三つの遺伝圏に分けられる（てんかん、統合失調症、躁うつ病）。この領域の精神病のうち、新たに身体疾患と同定されたものは、順次、第一の類型に含まれるようになっていくだろう。しかし、純粋に心理学的な手段によってこれらの疾患の本質が同定されるという可能性もある。その場合、この類型の疾患は、身体過程によってではなく、心理的領域の基本機能の障害によって規定されるということになるだろう。第三は、人間存在の何らかの変種であり、その人自身またはその人の周囲にとって何らかの意味で望ましくないものであり、それゆえに治療を必要とするようなものである。精神病質と呼ばれるこの状態は、以前の健康な状態には全く見られなかった新たな状態というわけではない。この状態は、人間の現存在が持つさまざまな基本特性が極端な形で現われている状態である。そうした特性は、大多数の通常の人にも認められるものであって、その意味では「人間存在は病的存在である」という言葉（一九九頁に前出）はこの領域に基盤を持っている（3bb）。

## 第五節・臨床実践の意味

人間存在の全体について論じてきた第六部の最後の節において、精神科医療がそのような意味での人間存在と向かい合う場面、とりわけ精神療法の場面において、医師ないし治療者（精神療法家）に何が求められるのかという問題が議論されることになる。

（a）認識と実践はいかに共存しうるか：科学的認識だけに重きを置いて治療に対しては関心を示さない医師もおり、逆に治療こそが医療のすべてだと信じて臨床をしている医師もいる。どちらの態度も医師として問題がある。明確な認識を基盤として正しい治療を選択し、それを積極的に患者に応用するというのが本来の姿である。だが医師が実践に携わることによってはじめて認識されることがらというものも明らかに存在している。その意味で、実践は認識の一つの手段でもある。治療の経験を出発点とするような精神病理学というものがあってもよい。精神療法の経験は、理論精神病理学にも重要な補足をもたらしてくれるのである。

（b）すべての実践（臨床）は独立なものではない：精神科医療の実践は、さまざまな外的な因子によって制約を受けている。そうしたさまざまな条件が、科学的な認識に先立って、私たちの医療の実践を規定しているのである。そうした条件を具体的に挙げてみよう。まず国家権力による法的あるいは政策的な誘導や特定の機関や公的地位に対する権威の付与によって、臨床のあり方は大きく制約されている。宗教もまた精神療法において大きな制約となる。医師と患者が共通の宗教的信仰によって結ばれている場合には、治療は一つの確固とした基盤の上において進められるだろう。信仰や世界観といった共通の拠り所が無いところでなされる精神療法は危険をはらむことになる。同様に治療者と患者が共同体において共有されるような共通の視点を持っているかどうかということも、精神療法の方向づけに大きな影響を与えている。科学は、精神療法の目標設定に関しては何の影響も与えることはできないが、精神療法の遂行には科学的認識が不可欠である。ところで、臨床的な問題についてあらゆる場合に科学が答えを与えてくれるわけではない。そのような場合、実践上の必要によって、科学が答えを知らなくても、科学の名において判断がなされるということが生じる。たとえば、災害（賠償）神経症についての判断、精神鑑定における責任能力の判断、精神療法の適応の判断といった場合である。こうして本来は科学的な認識ではない「規約的なもの」が、医療の実践の中に入り込んでいる。私たちの判断には、確かな科学的認識の基盤を持つものと、宗教、世界観、哲学（またはそれらの欠如）に基づくものとがあって、両者が互いに境を接しているのである。

（c）外面的な臨床行為（医療的対処や判定）と内面的な臨床行為（精神療法）：一般の人々は、狂気という危険な存在に直面したくないという傾向を持つ。社会が要求するもの（収容）と患者に必要なもの（治療）とは必ずしも一致していない。何が病気で何が健康かということについて、軽症の精神病、あるいは精神病質や神経症の場合には問題が生じる。個々の例において病気かそうでないかの判断は、歴史的に見ても、科学的知識だけによってなされているわけではない。精神鑑定において、自由な意志決定の有無の判定は、ただ慣行規則に従ってなされるべきだというのが当時（私が精神鑑定をおこなっていた当時）の実情であった。そのような形で司法精神鑑定がなされたとしても、法廷においてまた鑑定を覆すような奇妙な判断がなされる場合もあった。このような問題とは別に、個々の患者に精神療法をおこなうべきかどうかという判断は、精神療法の本質をよく知った上でなされるべきである。

（d）一般医学的な治療法の諸段階への対応づけ：一般に医学的治療にはさまざまな段階がある。ここではそうした身体疾患治療の諸段階について検討をおこないながら、それらと対応させながら精神科治療のあり方について、とりわけ精神療法の本質について考えてみることにする。一般医学においてまず第一の段階では医師は、腫れものの切開をおこなったり、特効薬を投与したりする。第二の段階では、医師は患者の生活や環境を調節することによって治療をおこなう。第三の段階では、医師は患者の悟性に語りかけ、患者にも病気を対象化して認識することを促す。これらのいずれの段階にも固有の限界がある（aaからccまで）。精神療法（心理療法）が関わる可能性があるのは第四の段階からである。ここでの医師の配慮は、患者の心理的な状況が病気の進行や回復に影響するという事実から生じている。医師は、自分が有する情報をどこまで患者に伝えるべきかを考慮して、患者との交わりを制限しなければならないが、そのことを知っているのは医師だけである。この段階での限界は、医師にとって患者とただ距離をとるといったことは実際には不可能であるということ、および、全体としての人間を対象化しそれを治療しようとすることは原理的に不可能であるということの二点にある。しかし、たとえば神経症的な現象が発展したり治癒したりするのは、この第二の限界を踏み越えた場所でのことである。そこでは、患者であるその人そのものとの関わり、すなわち実存的な関わりが生じるのであって、そこにおいて医師にとって患者はもはや一つの症例ではなくなっている（dd）。このようにして第五の段階では、実存的な交わりが存在することになり、計画や企図によって実行されるようなすべての治療法は意味を失う。医師は単なる技術者や権威であることをやめ、実存に向かう実存として存在することになる。ここでの限界は、実存そのものが超越（者）によって置かれているものであるということにある（ee）。以上のような諸段階を考えたとき、精神科医（神経医、精神療法家）の知とふるまいは、医療全体の中において独自な意味を獲得することになる。他の医師とは異なり精神科医は、その専門性に基づいて、意識的に人間を一つの全体として見なすということをおこなっているのである。精神科医のこのようなふるまいを通じて、患者は自身に対して明らかになるということ（顕性化）へと導かれることになる。精神科医の治療は、生物学的事象と人間の自由（人間が実存的な次元で根底的に変化しうるものであるということ）との二つの対立する方向を見すえたものでなければならない。とりわけ広義の精神療法において、精神科医は、自分の経験知や技術を駆使して治療を施すといった水準を踏み越えて、自由に向けて訴えかけるのである。

（e）人間の抵抗というもののさまざまな種類。精神療法的治療を受けるという患者の決断・人間において、変化に対して抵抗する力が働いており、それを三種類に分けることができる。精神療法に限らず、医療に対しては誰でも何らかの嫌悪感を持つものである。特に心の問題に関しては、他人の援助を進んで受け入れるということはそう簡単に決断できるものではない。人間的な弱さの意識があるか、自分が病気であるという意識があるかのどちらかの場合にしか、人は治療を受け入れるものではない。精神療法が、患者その人の人間全体に関わるものであるという意識は、精神療法への拒絶をさらに強める可能性がある。

（f）精神療法の目標と限界：精神療法において医師と患者が何を目指しているのかという問題には簡単に答えを出すことができない。自分自身と周囲に対して虚偽を塗り重ねながら幸福に生きているような人たちがいるのだが、この場合、その人たちに真実を突きつけることが治療なのであろうか。身体的な病気の場合、治癒とは何であるかということはたいてい明らかである。しかし神経症や精神病質の場合、治癒が意味するものは一義的ではない。たとえば「健康」とか「自己の実現」とか「不安の除去」といったことがらが治療目標として掲げられることがあるが、それらが本当に追求に値するものかどうか、真の目標となりうるのかどうかは疑わしい。精神療法には克服できない限界がある。まず、その人の生において実現されるべきものを、精神療法が代わりに実現することは不可能である。また、患者その人のもともとのあり方とでも言うべきものを治療者が変えるということはやはり不可能である。必然的に限界に突き当たる治療者に求められるのは、まずもって「忍従の心」である。自制と諦念に向かうような治療が、信仰による哲学的基本態度を保つことによって、積極的な可能性へと導かれることもある。

（g）人としての医師の役割：精神療法において、医師は技を施す専門家という位置にのみとどまることができない場合もある。医師が人間としてそこに関与するということが求められるときがあり、これはフロイトの記載した転移の問題とも重なる。医師はこの転移の現象を認識し、克服するようにしなければならない。その際、治療者は自分自身の心理を意識的反省の対象とすることになるはずである。精神療法をおこなう医師がどのようにふるまうべきかということは、学説や規則によって決定されることではない。したがって、精神療法をおこなう医師は同時に哲学者たることを避けられないのである。

（h）神経医の態度のさまざまな類型：精神科医として適性があるのはどのような人たちだろうか。精神療法の仕事は、以前の時代には聖職者や哲学者がおこなっていたようなものである。私たちの時代には一つの共通の信仰という単一性が失われているので、精神科医がどのようにふるまうべきかということにも多くの可能性が生じている。つまり、医師の側でも患者の側でも、精神療法においてそれぞれ追求するものが多様化している。これに加えて、医師と患者の適合性の問題もあって、すべての患者にうまく対応できるような医師のタイプなどというものは存在しない。今日よく見られるタイプとして、どう見ても好ましくない詐欺師のようなタイプ、誠実な医師としてふるまうタイプ、すべての知識に懐疑的な態度をとるタイプ、自然科学の時代に（なかば演技的に）自分を適合させているようなタイプを挙げることができる。この最後の四番目のタイプは、過ぎ去った時代の信仰と教養の世界から今日の実証的で唯物論的な生活への移行期に特有な存在である。仮に理想の精神科医として、懐疑を伴う十分な科学的知識、人を動かしうる人格的な力、真剣な実存的信仰といったものをすべて備えたような人物を想像することができるのだとしても、そのような医師像を描いたニーチェの記載（「人間的な、あまりに人間的な」より引用）はどこか侮蔑的な響きを帯びている。身体医学と精神病理学を学んでいるということ以外に、科学的に根拠づけできないようないくつかの資質を精神科医は必要とする。良き精神科医はめずらしい存在である。しかも精神科医が良き精神科医であるのは、自分が適合する特定の人たちに対してだけである。

（i）心理学的雰囲気の有害性：精神療法（心理療法）の一つの危険は、自分の心理を至上にして絶対のものと思い込んでしまうという傾向である。人間が気にかけるべきものは、事物についてであって自分自身についてではない。何らかの存在への専心没頭によって実現すべきことを、心理学的な自己省察というやり方で達成するなどということは不可能である。自然科学や本来の信仰（それらはたえずそれ自身の限界に面していることを意識している）には認められないようなある種のいかがわしさと危険が心理学の中には存在している。心理学と精神療法は、その対象と目標において自己目的化しないようたえず注意しなければならない。

（k）精神療法の公的な組織：精神療法というものが独立な専攻領域としての形を整えるようになったのは比較的最近のことである。ドイツにおける精神療法の制度化への第一歩は、協会の設立によってようやく踏み出されたところである。精神療法は、医学の中に起源を持っているとはいうものの、すでに医学という領域におさまらなくなりつつある。信仰が失われたこの時代において、精神療法が新たな宗教に変質していく可能性もある。制度的に整った形で精神療法が実行されることに向けて人々の検討が進められていくことを私は期待するが、私は精神療法が持つきわめてさまざまな可能性を指摘しながら、そこに明確な区別を設けることによって、制度化の理念の構築に向けての手がかりを提供したい。まず精神療法が持つ原理的な困難について検討する。精神療法は人間存在の全体へと向けられるものであるので、その実践において医師は単に医師たる以上の存在であることが求められるという困難である。こうした議論は、精神病理学的な立場とは根本的に異なるような、より包括的な立場においてなされるしかない。1・精神療法家の自己開明の要請：自分自身を徹底的に照らし出すことができない精神療法家は、患者を正しく徹底的に照らし出すということもできない。このことからユングは、医師も自ら分析を受けなければならないという要請をおこなった。フロイトもこの要請を受け入れた。こうして「教育分析」が制度化されることになった。ここで注意すべきことを二つ（aaおよびbb）挙げておく。たしかに精神療法家にとって自分自身を徹底的に開明するということは、避けて通れない真の要請であるが、私が問題だと感じているのは、その開明が教育分析の形でなされなければならないという規則がつくられるかもしれないという点である。自己開明の営みが教育分析という特定の形態に固定されるという事態は、私の見るところ、好ましいものではない。精神療法の学派は、信仰運動の代理のようなものとなってしまい、セクト（宗派）の形成に向かいやすいものであるということがこのことに関係している。精神療法は、むしろ、プラトンからニーチェにまでにわたって蓄えられてきた人間についての実践的知の深遠な伝統を広く自分の基盤とすべきなのである（aa）。もう一つ注意すべきことは、開明を目指す深層心理学とさまざまな心理学的技法とを混同すべきでないということである。深層心理学を遂行するということは、同時に何らかの内実や直観の中に組み込まれるということを意味している。その体験は、世界観的な意味合いを帯びている。こうした体験は、精神療法に携わる人に必要となる資質の基盤をなすものであるが、それは心理学的技法を学ぶといったこととは全く別の次元でなされることがらであって、通常の意味で教育可能なことがらではない（bb）。2・神経症の人と健康な人：ユングが指摘しているように、現代の精神療法（ユングの分析心理学）は、病気の人の治療という枠組みを超え出て健康な人をもその対象とするようになった。すなわち、すべての人たちが悩み苦しんでいるようなことがらを今や精神療法は取り扱うことができるとされている。ここで以下の三つのこと（aaからccまで）に注意しておきたい。神経症的な心理現象と健康な心理活動とには、本質的な違いがあり、大多数の人が神経症的な現象を体験するというわけではない。たしかに神経症と健康との間には移行が認められるが、それは、すべての人がいくぶんか神経症的であるというようなことではない。大多数の人は神経症の現象を経験することがないのである。神経症は、何らかの心理的困難の結果として生じるものであるかのように言われることがあるが、人生上の困窮や挫折（それだけ）のために神経症が発生するということは決してない。何らかの素因が存在しなければ神経症は起こらないものであり、素因が存在すれば、人生上の困難といった誘因があってもなくても、神経症は起こりうるものである（aa）。人生における窮状といったものに対して、そこからの出口を見いだすために誰かの援助を求めるということがある。その援助をおこなうのがたまたま精神療法家であるということもあるかもしれない。そこでおこなわれることは、その人が人生の問題を処理すること、成熟すること、実存の事実に気づくといった次元のことである。これは実存開明や深層心理学の範囲と重なっている。しかし神経症の治癒のためにおこなわれる（通常の意味での）精神療法は、原則として、専門知に裏付けられた技法を駆使しながら、計画や意図に沿って職業的に実行しうるものであると考えるべきである。ただその場合にも、実存的交わりが生じることがしばしばあって、実存的交わりが治癒のために促進的に働くことがあるというだけである。精神療法に報酬が支払われるのは、あくまで専門知に裏付けられた職業的行為に対してのことであって、実存的交わりに対してのことでは断じてない（bb）。精神療法家の仕事を、もっと一般的な人々の悩みの解決にまで広げるべきかどうかという点については、今後なお検討を要する。精神療法がすべての人にとって必要なものだとまで見なすのは明らかに行き過ぎである（cc）。3・精神療法家の人格：精神療法家に求められる資質は、その人の人物、人格に深く関わっている。精神療法家としてふさわしい人たちに十分活躍してもらえるように、またふさわしくない人はこの仕事に従事できないように、教育、選抜、監査の制度を整えていく必要がある。以下、精神療法家に対する基準の設定（aa）、入門許可（bb）、教育（cc）、監査（dd）に関する私の考えを述べる。精神療法の分野において模範となるような歴史的人物はまだ輩出していないので、ここでは精神療法家として必要な特性を抽象的に論ずるしかない。精神療法がセクト（宗派）形成に向かいやすいことはすでに述べたが、精神療法家は本来、自分自身において哲学的基本態度を涵養しなければならないのであって、セクト形成の傾向を持たないことが第一の基準となる。第二に、精神療法の場において治療者が優越的位置に立つという状況のために、精神療法家は人間蔑視に陥ってしまう可能性があるのだが、これに抗して精神療法家は常に人間そのものに対して役に立ちたいという基本態度を維持しなければならない。第三に、精神療法家は治療されている人を自然観察対象のように扱ってしまうことがあってはならない。これらが精神療法家に対して精神面と倫理面で要請される基準である（aa）。精神療法家となるために必要とされる学歴や資格については、精神療法が心の窮状にあるさまざまな人たちへの援助をおこなうものであることを考慮すると、医師のみに精神療法を許可するというのは行き過ぎである。人間に関するさまざまな経験を職業的に経験した人たちが精神療法家となることを認めてもよい（bb）。精神療法の教育において、どのような知的素養やどのような心理学が必要とされるのかという基準はまだ確立されていない。最近の精神療法家の考えを学ぶだけではなく、人間についての豊かな知の源泉（歴史上の偉大な哲学者たち）へと立ち戻ることも重要だと思われる（cc）。精神療法家が誤った不適切な行いへと陥らないような仕組み、すなわち監査の制度が必要である。精神療法家は、彼らの実践について互いに観察し、議論し、時には批判することが必要である。そうしたことを可能にする仕組みが確立されるべきである（dd 1）。精神療法の場面では、転移現象の例でもわかるように、治療を受けている人の心理過程の中で治療者が決定的なはたらきを持つので、治療から逸脱した私的な（特に性的な）関係が発展する危険がある。精神療法においては、欲望や個人的愛着といったものが入り込むとすべてが根底から崩れてしまうので、そうしたものを厳格に排除するようにすべきである（dd２）。

## 余話、あるいはアポクリファ

### 「総論」はバイブルだったのか――夕暮れの医員室にて

結局のところ、この本には何が書かれており、そこでヤスパースによって何が主張されたのか。そして、この本は精神医学に対してどのような影響を与えたというのだろう。もしこれを読んでいるあなたが、医学部の学生や、精神科の研修医であるなら、年長の精神科の専門医たちにそういう質問をぶつけてみよう（あまり公式の場ではしない方がよい。医員室の夕方の雑談のような時がいいだろう）。「一つ質問ですが、先生はヤスパースの「総論」をどのように読みましたか？……「総論」はどのような方向に精神医学を向かわせようとしたのでしょうか？……第六部は特に理解しにくかったんですが、あそこに書かれていることはどのような意味があると先生は思いましたか？……」

質問を向けられたのが長い経験を持つ初老の医長先生だったとしても、かなりの確率で「ヤスパースはあまり読んでないよ」という答えが返ってくるだろう。この「解題」の冒頭に書いたことから言っても、訳者としてこれが今日の日本における平均的な精神科医の答えであることを認めないわけにはいかない（とりわけ第六部を含む最終版の邦訳については、わが国では長く絶版状態になっているということもある。古書では入手できるが、その訳文は、私が見る限り、とても読み通せるようなものではない。したがって日本の多くの精神科医は「総論」をその初版の翻訳によって評価しているだけなのである。だが「原論」と題された初版の邦訳本の方も、読みやすい本だとはおそらく言えない）。

しかし、精神病理学という分野に強い反感を持っている精神科医（実は結構多いのだが）でなければ、この話題に少しはつきあってくれるはずである。「僕はあまり読んではいないんだけどね……」とことわりながらも、たとえば次のようなことを話してくれるのではないだろうか。

「ヤスパースは三十歳であの本を書いたっていうことだよね。今から百年前のハイデルベルクだったから、あんなことができたんだろうね。今の医学の教育や研究のシステムからしたら考えられないことだよ。ヤスパースは気管支拡張症で体力がなかったから、あまり臨床はしてなかったんだろうと思うけど、それにしても当時あの教室に集まっていた秀才たちも、皆驚いただろうね。ヤスパースの原稿を読んだ精神科教室の主任教授は、クレペリン以上の出来だって絶賛したというじゃないか。

了解か説明か、あるいは過程か発展か、といった問題の立て方は、精神医学にとってすごく大事なことだよなあ。なぜかって？ それは、了解できることと、説明されるべきことが見分けられるということが精神科の診察と診断の第一歩だからさ。今ここにいるこの精神の異常のある人が心の病気なのか、脳の病気なのかっていうことを、僕らはその心理現象から必ず判断できるわけじゃないだろう。でもとりあえず、了解できることについては、脳の病気のせいではないっていうことを仮定しておくこと。これがすべての基盤になるわけなんだ。だから了解できないことが起きていなければ、とりあえず脳の病気ではなく心の病気、いや、病気っていうより心のトラブル、心の問題だと思ってよいわけだ。もちろん、だからと言って脳の検査をしなくてもよいとまでは言えないのだけどね。でも、少なくともメンタルな面からは、脳の病気を疑う強い理由はないっていうことになるわけだね。

ところで、精神医学が扱う病気で、脳の病気だとはまだ証明されていないけれど、どうみても了解できない心理現象が出てくるものがある。これを僕たちは内因性精神病と呼んでいたわけだが、これは、精神障害の中でも特別な取扱いを受けてきた。内因性精神病であるということは、精神症状というか精神現象からしか判定できないのに、この病気は脳の病気と同列に考えてかまわないということになっているんだね。つまり、法的な責任能力、すなわち心神喪失や耗弱の判定だとか、障害に対する社会福祉的サポートについての評価だとかいった場合に、内因性精神病かどうかというところにほとんどすべてのことがかかってくるんだ。つまり、神経症とかパーソナリティ障害とかいった診断を受けるか、内因性精神病、つまり統合失調症や躁うつ病という診断を受けるかで、その人の医療的、社会的、福祉的な処遇が大きく違ってくるということだね……。」

そろそろ午後五時の退勤時間が迫っているかもしれないので、研修医や学生がさらに質問するのは遠慮してしまうかもしれないが、このベテランの医長先生を医員室にひきとめてもう少し研修につきあってもらうことにしよう。医員室の窓から夕陽がさしこんでいる。一人の研修医がこんな質問をした。「だとすると、内因性精神病の患者さんは、身体的な病気の人と同じように、社会的に保護されるべき人たちだっていうことになりますね。ところで、今うつ病がすごく増えているって言われてますけど、先生が先ほど外来で診察していたような新型とか非定型と言われているようなうつ病の人たちも、そういう枠組みの中に入るものなんでしょうか。先生は、あの診察の時に患者さんに、がんばれば乗り越えられるんだからしっかりやりなさいって、激励していたみたいに見えましたけど、あの人たちは、うつ病だからやはり精神病だと見なすべきなんでしょうか？」

「そこがね、いまの精神科で最も注目されている問題だとも言えるんだがね……」と医長先生はもう少し話をつづけてくれるだろう。

「二〇世紀の精神医学は、たしかに、内因性精神病を身体的な病気と同列のものと考えて、そこに精神医学の主要な対象を見ていたんだね。そういう見方を支えていたのは、クレペリンのつくった疾患分類体系と、ヤスパースのつくった精神病理学の体系だったということになっているんだよ。内因性精神病の境界と心理学的了解の限界とは、うまい具合にちょうど重なっているように見えたんだね。これが二〇世紀の精神医学の基本的な枠組みを決めていたわけだ。

だけどね、内因性精神病に現われるさまざまな異常な現象が、本当に了解できないのかどうかということは、いろんなところで、いろんな学者によって、さまざまに問題にされてきたという曲折はもちろんあるんだよ。と言うよりね、二〇世紀の精神医学のさまざまな論争は、だいたい最終的にこの問題に行き着くようなものだったんだ。たとえば、テュービンゲン大学の精神科医たちの提起したパラノイア問題をめぐる議論、精神分析や人間学的精神病理学と呼ばれる人たちの内因性精神病へのアプローチ、境界型パーソナリティ障害の位置づけをめぐる議論、最近では発達障害あるいは自閉症スペクトラムについての考え方の変化なども、内因性精神病という枠組みを大きく揺るがすものだったんだ。今では、君が言ったように、かつて内因性精神病の一翼を担っていたうつ病の著しい病像の変化という事実を踏まえて、いよいよ内因性精神病という理念と枠組みが崩壊するのではないかと思っている専門家も多いんだ。少なくとも内因性精神病の一方の極であった気分障害の領域では、今は双極性障害と呼ばれているかつての内因性の躁うつ病、それに単極性うつ病と、神経症性うつ病、反応性うつ病、パーソナリティ関連のうつ状態などとの間にはっきりとした境界が存在すると考える精神科医は徐々に少なくなっているんだよ。

これは精神科の治療の主役とされている薬のせいだという見方もあるね。二〇〇〇年ごろからうつ病に使われる薬はずいぶん新しくなったことは君たちも知っているよね。そうした新しいタイプの抗うつ剤は、神経症の主要なタイプである不安障害、パニック障害、強迫性障害にも効果があると言われているから、昔のように神経症とうつ病を厳密に分けるっていうことを医者たちはしなくなっているんだね。それを分けたところで、結局同じ薬を出すんなら、区別しても意味ないんじゃないかって、みんな思うんだろうな。統合失調症に使われている薬にも似たような問題が起こってきているんだけどね。

ちょっと余談だけど、内因性精神病の枠組みが崩れてきてますね、というようなことを僕が言うとね、ここの名誉院長先生は、それは反精神医学的な見方だよっていつもしつこく反論してくるんだよね。名誉院長が若かったころの時代には、君たちは知らないと思うけど、精神病というものは病気じゃないんだ、ただのレッテルなんだ、普通の人が変わり者のような人を社会から排除するためのレッテルにすぎないんだ、といった主張が、精神医学の内部でも、また社会の変革を目指す政治的なグループの中でもなされていたんだ。主張が過激だったし、そういう主張をする彼らは精神科医療の状況を根底から変えようとしていたので、しばしば大学や病院の管理者と対立するような状況があったわけだ。名誉院長にはそういう反精神医学的なものへのアレルギーが消えてないんだろうね。僕はね、反精神医学の主張をすべて受け入れるわけではないけど、その主張の中には、今後の精神医学が真剣に検討しておくべき問題が多く含まれているような気がするんだ……。」

この辺になると、一日の仕事の疲れも重なってきて若い研修医や学生には何が問題になっているのか、そもそも何の話だったのかということがほとんどわからなくなっているかもしれない。初老の医長先生の話が少し途切れたところで、先ほど質問したのとは別の若い研修医は、医員室の掛時計の方に目を向けたりして話をそろそろ終わりにしたいというサインを送りながら、自分でもこんなことを言ってよいのかどうかと迷いながら一つの疑問を口にしてしまうのだった。「先生、このごろよく本屋さんで見かけるんですけど、精神医学なんて患者をだましたり、自称患者だと主張する人たちに乗っかってお金儲けだけしようとするものじゃないかって書いてる本がありますよね。あれってやっぱり反精神医学的だっていうことになるんでしょうね。」

この医員室での話は、最初の質問とはずいぶんかけ離れてしまったようでもある。一日の仕事の疲労のせいで、いつもは効いている抑制がとれかかっているのかもしれない。
しかし訳者の私の見るところでは、この医長が最後の方で言及している問題も含めて、ヤスパースはすべてを見越していたようにも思えるのである。

## 予言の書としての「総論」？　入局試験としての「総論」？

百年も前に書き始められて七〇年前から改訂されていない医学書を若い人たちに読んでもらうということになれば、過去の時代を生きていた著者が、今を生きている私たちにどのようなメッセージを送っているのかということを吟味しておかなければならない。医員室でいま問題になっている薬ばかりの精神科治療という状況も、ヤスパースはおそらく知らなかった。向精神薬開発の画期的な進展があったのは一九五〇年代からのことで、最後の改訂である第四版より後のことである。反精神医学の動きの盛り上がりも見ることなく一九六九年にヤスパースは他界している。ヤスパースの書いていることが、時代遅れのことでなく、今日精神科で起こっていることに対する的確な見方を提供するものであるとするなら、これは驚くべきことである。彼は、天才というより予言者だったのか。

ヤスパースは、当時の精神科の身体的側面からの治療について一貫して懐疑的であった。彼は、精神病の人の大多数に対する本質的な治療はまだ存在せず、私たちは「隔離監禁して保護することによって患者と社会を守っているだけだ」ということをはっきりと認めていた[1]（初版付録の二、第四版付録第二節d）。[2]

ヤスパースが総論最終版を書いていた第二次世界大戦の頃におこなわれていた身体医学的な治療法は、現在ほとんど姿を消している。インスリンで昏睡を起こしたり、カルジアゾールという薬物や脳への通電によってけいれんを誘発したりすることによる治療のほか、前頭葉を脳の本体から分離する手術（ロボトミー）が試みられていた。第四版でのヤスパースはこれらについてざっと紹介しているが、「はっきりした身体的原因がわかっていないから、治療効果のある身体的治療手段はわずかである」とたいへん素っ気なくまとめているだけである。ともあれ当時あったどの治療も、ヤスパースは、本質的に治癒を導くものだとは見ていないようである。

現在では、当時使われていたような著しい侵襲的な身体的治療法はおこなわれないが、それらにかわって向精神薬による治療が精神科治療のほとんどを占めるという状況になっている。一九一三年（初版）の時点でも、一九四二年（第四版）の時点でも精神医学の身体面の治療の成果に懐疑的であったヤスパースが、現在の向精神薬による治療を目の前にしたとして、そこに治療法の画期的な進歩があったと見なすことはないだろうと私は思う。少なくとも日本の精神科医療の状況からすれば、向精神薬導入後、精神科病院の入院患者数が減ったわけでもないし、外来でうつ病が「かぜのように」薬で治せるようになったわけでもない。神経症の治療にいたっては、誰もが進歩などということは口にしない状況である。それにもかかわらず、精神科医によって精神障害と判定される人の数は増えつづけている。そこには、病気そのものが自然に増加したというよりは、精神医学が病気をつくりだしているという構造が強く関与しているのである。医員室の医長先生も、若い研修医の発言に唆されて、ついにその精神科医療の実態を語り始める気になったようである。こういうことを語ると、もしかすると若い研修医たちは、将来の専門として精神科を選択することをやめてしまうかもしれないということは見越したうえでのことだ。

「ヤスパースはそういう精神科医療の変質や堕落のようなことには、すごく敏感だったのかもしれないな。彼には、了解と説明、精神療法と身体的治療、といった二分法を純粋な形で維持すべきだというこだわりが強くあったんだろうね。

了解と説明の二分法はたしかに現在、危機にさらされている。これは、たとえばアメリカの精神障害分類であるＤＳＭ（「診断と統計のマニュアル」）や国際的に使用されている疾病分類ＩＣＤでも、精神病と神経症の二分法が放棄されているという問題と直接つながっているんだ。このことは、神経症やストレス障害のような、かつては身体疾患と同列にあるとは見なされなかった病態に対して、積極的に薬物療法が用いられるようになったこととも大いに関係しているんだけどね。さらにこのことは、精神科医がやってきた薬物療法の際限無い拡張に対する厳しい批判の背景にもなっている。君たちね、精神科に通院していて、薬をもらってない患者なんて、ほとんど見かけないだろう。外来で治療している少なくとも六〜七割の人は、脳の病気としての精神病じゃないんだから、薬が第一の治療法ではないはずなんだけどな。そういう人たちに薬を長期間、それもたくさんの種類を処方しているのは、いったいどういうわけなんだって思う人がいても当然だよな。

僕らの世代の精神科医が苛立っているのは、僕らが精神科医になったときの状況が今でも本質的にあまりかわっていないということに対してなのかもしれない。ヤスパースが総論を書いた時点から現在までの間の精神医学の進歩は、他の医療分野の進歩に比べて極端に見劣りがすると思わないか。テレビや新聞なんか見ていると、脳科学の進歩とともに精神医学の分野でもいろいろ新たな診断法や治療法が開発されて、これは画期的ですっていうような調子で紹介されているけどね。君たちも知っているように、それらは、まだあまり追試もされていない研究を著しく脚色して紹介しているようなものなんだけどね。アメリカの若い医学生にとっては、精神科は一時代前のように魅力のある分野とは見えなくなってしまっているみたいだね。このことは最近、ナシア・ガミーっていう薬物療法を専門にしていた精神科医が、精神医学の方法論を論じた本の中でも[7]、やはり指摘していたな。アメリカの後を追っかけている日本でもそうなってしまうのだろうか。

若い医師たちが精神科をめざさないということは、大学病院の精神科の先生たちからすると非常に深刻な問題になる。それは、自分たちの後継者がいなくなるっていうことだけじゃなくて、医学部の中の教室間の力関係だとか、関連病院の人事だとか、そういった非常に実際的な問題にも関わることだからね。だからこそ精神科の教授たちは、自分の属するこの分野が、医学の中でとても有望であるように宣伝し、研修医に入局してもらうように必死になっているのが現状だよね。これは涙ぐましい努力と言うべきだ。日本の精神医学の質を向上させるには、何より人が、つまり医者が、必要だからね。

そういう雰囲気の中で、新入局の研修医にヤスパースを読ませようなんて誰かが言い出したら、教室じゅうが大騒ぎになるかもしれないね。五十年前と今は違うんだよ、何考えてるんだ、って白い目で見られて、話は立ち消えってことになるだろうな。そんなことしたら、研修医が何言い出すかわからんぞって耳打ちする先生もいるだろうね。だけど、僕はね、精神科を志望してきた研修医たちに、総論の第六部を読ませてみるっていうのも一つのやり方かなって前から思っているんだ。これを読んで、彼らが何かを感じ取るだろうかどうか、これは一つのうまい試験になるんじゃないかなと思うんだがね。」

ヤスパースの「総論」を今日読むべきである理由の一つは、ヤスパースの時代の精神科医療と今日のそれが、見かけはどうあれ本質的にほとんど変化していないということにある。何らかの治療法や薬が有望だとされ話題になることはあっても、精神科医療の構造が大きく変わったのかと言われれば、そのようなことは実は起こっていないのだと答えるしかないだろう。だからこそ、私たちはなお日常的に「総論」を参照にしていくべきなのである。

そしてまた医長の先生が言うように、今の時代であるからこそ、ヤスパースを読んでおかなければならないのだという見方もできるだろう。つまり、この医長や私のように三〇年前に精神科医になった医師たちと、現在精神科医を志している研修医たちとの間には大きなギャップがあるのだが、彼らが本当に精神科医としての適性を備えているかどうかということは、仮に一時間程度の面接をしてみたところで判断しようのないことである。若い彼らが精神科医として必要なものを自分の中に備えているかどうかを見極めるのには、いまやこの「総論」第六部を読んでみて自己判断するのが最も確実なやり方ではないのかと私は思うのである。

## 「総論」で一体何が主張されたのか

二十世紀初頭に医学教育を受け精神科医となったヤスパースが現場でまず目にしたのは、著しく混乱した精神医学の実情であっただろうと思われる。すべてを脳に還元しようとする極端な生物学的立場をとる学者、進行麻痺（脳梅毒）をモデルとする疾患単位の枠組みを無制限に拡大しようとする疾病論者、そうした疾患単位の理念と実際の観察の不一致を厳しく指摘した症候群論者、さらには大学の外部からではあったが、無意識の中に精神症状の起源を見ようとする精神分析の開拓者たちの声高な主張……。

ヤスパースはこのような状況にあって、精神医学をまずは科学たらしめる必要があると感じていた。つまり、さまざまな神話が紡ぎ出される場所ではなく、経験が積み重ねられ正しい認識への確かな歩みを保証するような科学が営まれる場所として、彼の精神病理学はまず構想され、それが「総論」初版において描かれたのである。ヤスパースの当初の主張の核心は、精神病理学は科学としての制約や限界を踏み越えてはならないというところにあった。この主張自体は、精神医学が他の経験科学と肩をならべて進歩していくためにどうしても必要なものであったし、それはそれとしてきわめて一貫したものでもあった。

だが、「総論」第三版まで科学の限界の中に精神病理学を押しとどめてきたヤスパースは、第四版（とりわけその第六部）に至って、医学者ではなく哲学者として自分の精神病理学を振り返ることになる。ここでヤスパースは、科学の限界を踏み越えて、彼が哲学者として見つめてきた実存の領域から、精神医学を論じる。ここでなされているのは、これまで課してきた精神病理学への制約を自ら打ち破るかのような、実存をめぐる議論である。つまりこれは「人間存在の全体」の哲学的追究の過程で書かれた精神病理学への置き手紙のようなものなのである。この第六部が完結しないことには、精神病理学総論は甚だ不完全な形のまま、精神病理学にさまざまな拘束と禁止を与えただけの書物として、今ここに蘇える必要もない歴史的遺物となっていたはずである。

ヤスパースにおける科学と哲学の間の強い緊張関係は、ヤスパースという人を医学から哲学への転向へと導いた当のものなのだが、この第六部「人間存在の全体」において、私たちはその緊張が解決する瞬間に立ち会うことになる。特にこの第六部の最終第五節における精神療法に関する議論は、精神療法の大きな分野を担っている精神分析学派にもまして科学の制約からは完全に自由であった哲学者ヤスパースの立場を反映しているようにも見える。実際のところ、精神科医療の実践の場においては、臨床精神科医は精神病理学者としての立場を離れて治療（精神療法）をおこなっているようなところがある。そのようなことを精神病理学への最終のメッセージとして記しておくことをヤスパースは当時の困難な状況の中で決断したのである。このメッセージは、科学としての精神病理学を目指した初版の当初の意図からは逸脱したところにある。

これを、ヤスパースの矛盾と見るか、緊張の解決と見るかは、読者の判定に委ねたい。

## ヤスパースのその後――再び医員室で

ヤスパースの生涯は「総論」の完成によって幕を閉じてしまうわけではない。戦後のヤスパースは、なお哲学史的な研究を基盤としながらも、政治や社会状況をめぐる問題にも発言をおこなうようになっていった。一九三三年以降大学の職務から追放されていた彼は、戦後ただちにハイデルベルク大学に復帰したが、一九四八年にはバーゼル大学からの招聘に応じて、ドイツを離れスイスに移住することとなる。ドイツの週刊誌「デア・シュピーゲル」は一九六〇年のある号でヤスパースを表紙写真として取り上げ、十数頁にわたる特集記事[8]の中で「ただよえる哲学者」「基底喪失者」といった形容を用いて彼の当時の活動をかなりシニカルに描いている。

ヤスパースの思想は、ギリシアにまで遡る西洋哲学の本流の中に位置している。彼があくまで哲学の伝統に思惟の基盤を求めていたことは、彼の戦後の著作の大きな部分が、過去の偉大な哲学者・思想家の紹介にあてられていたことからも知られる。しかしヨーロッパの戦後の思想は、二回の大戦、ファシズムの支配、社会の周縁にいる人々の大量殺戮といった破滅的な時代を経験したのちに、以前に正統であったものから離脱して、根底的な変革を求める方向に傾きつつあった。そのような時代の流れに乗ろうとしないヤスパースの保守的なものの見方を象徴するような論争を一つ取り上げて、ここで見ておくことにしたい。

第二次大戦後のドイツのプロテスタント神学の論壇においてルドルフ・ブルトマンによって提出された新約聖書テクストの非神話化の議論が話題になり、論争をまきおこしていた。ブルトマンによれば「私たちが電灯を使い、ラジオを聴き、病気になったら最新の医学的な手段を求めるということをしておきながら、他方では、新約聖書の霊と奇跡の世界を信じるなどということは、ありえないことである。誰かが、自分にはそのようなことができると考えており、その人が、新約聖書をキリスト教信仰の基調だと宣言するのだとしたら、その人は現在におけるキリスト教の伝えを理解不能なもの、ありえないものにしてしまっているのだということにやがて気づくはずである」（ブルトマン「新約と神話」[9]一九四一年）。ブルトマンはキリスト教を一つの歴史的現象として捉えており、文明や科学の進歩とともにそれに応じた修正が必要だと考えていた。これに対して保守的な神学者たちは、聖書の中に「語り伝えられてきた言葉」を頑固に護りつづけようとしていた。

ヤスパースは、もともと教会とはあまり縁のない大学人であったのだが、なぜかバーゼルからこの神学的論争に介入し、この問題に関して哲学者として、キリスト者に向けて「聖書を固守せよ」と命じたのである。つまり保守的な教会側の立場にくみして論争に参入し、ハイデガーの哲学の影響を強く受けていたブルトマンを激しく非難したのである――「彼（ブルトマン）は、信仰の言葉の新たな形を発見したわけでもないのに、彼の実存論的解釈によって真の信仰獲得の新たな方法を示したと思い込んでいるのである。このようなことは、哲学的に根拠がないのみならず、実践の場にある牧師にとっても実りのないことであると私には思える」。ヤスパースがバーゼルからドイツの神学者に向けて発したこの非難の言葉は、当時、やや意外な発言として受け止められたと言われている。[8]

さて、もうかなり外も暗くなって、事務員が医員室の戸締りを確認しにやってくる時間になったが、医長先生と若い研修医や学生との間の雑談（というより先生の長広舌に転じてしまったようだが）は、また思わぬ方向に脱線している。

「戦後ヤスパースが、政治や社会の問題に関してドイツ人に向けて語りかけた言葉は、戦後という時代にマッチしないところがあったのか、一九六〇年ごろの進歩的な週刊誌では、ヤスパースの発言はかなり冷ややかに紹介されているんだ。哲学者となったヤスパースがつねに自分の思考の基盤にしていたのは、哲学の伝統、つまりこれまで現われた世界じゅうの偉大な哲学者たちの思想の全体だったんだね。いにしえの賢人の述べたこと、書き残したことへのこだわりというのはとても強かったわけだ。彼には、新しいものほど優れているという意識は全くなかっただろうし、自分の生きている時代の目の前の目的のために過去から受け継がれてきたものを破棄して、それを作りかえるといったことは、はなはだ軽薄な行為だと思えたんだろうな。そういう感覚は、僕にもよくわかるものだけどね。君らはどう感じるかな。

まあ、そのようなことにも象徴されているように、ヤスパースは先人が発した、なまの言葉に非常にこだわる人だったから、文字通り古今東西の偉大なる哲学者たちのテクストを彼は戦後も読みつづけ、偉大なる哲学者たちについてのテクストを書き（『偉大なる哲学者たち』[10]一九五七年）、自分自身も偉大なる哲学者としてこの世を去って行った。出版されずに残った思考の断片が大量に残されているということだよ。戦後にヤスパースが精神医学に対して意見を述べたのは、精神分析をあらためて批判した専門雑誌の論文ぐらいのようだけどね。戦後思想の中で、ある時期には精神分析がもてはやされたころもあったから、ヤスパースは精神医学の中でもやはり保守派の代表のように見なされてきたところがある。つまり、クレペリンの疾患分類の体系を基礎づけ、補完する歴史的役割を果たした精神病理学者としてヤスパースを位置づけるというのが、日本の精神病理学者たちの通常の見方だろうと思う。その場合、精神病と文学や芸術との関係を論じた『ストリンドベリとファン・ゴッホ』[11]（一九二二年）のような著作は、「総論」とは別の系列に置かれて、無視されてしまうことも多いんだ。

ヤスパースが精神病理学者として保守的だったということは、精神分析のさまざまな教義に対してばかりでなく、主としてハイデガーの哲学を背景にした人間学的精神病理学に対しても批判的な態度をとったということによく表われていると思うね。精神病理学のこの人間学的な方向というのは、戦後のドイツと日本などで一時期目覚ましい隆盛を見せていたんだよ。僕が精神科医になったころには、ドイツの人間学派の精神病理学者のたくさんの著作が、日本の精神病理学を代表するような先生たちによって翻訳されていてね、そういった分厚い本を買って読むことが、精神医学入門の通過儀礼みたいになっていたんだけど、そんなことは君たちにはほとんど想像できないかもしれないね。統合失調症の人に見られる特徴を捉えようとした「失敗した現存在の三形式」という概念、つまり「思い上がり」、「ひねくれ」、「わざとらしさ」という用語だとか、内因性うつ病の人の性格としての「メランコリー親和型」だとかいった概念は君たちも知っているんだろうね。人間学派と呼ばれた精神病理学は、特に日本でこうした見方を提供して、多くの精神科医がこうした見方をめぐって議論していたんだ。今から三〇年以上も前のことだけどね。

日本の精神病理学者からすると、こういったある種の哲学的な議論を精神病理学に持ち込ますまいとしていたのがヤスパースその人だということになっているわけだ。もちろんヤスパースは今言ったような時代には、精神医学から離れてしまっていたけれど、特定の哲学に乗っかって精神病理現象を解釈するようなことは科学の名の下になされるべきことではないと考えていたんだね。ヤスパースにとっては、精神病理学は精神科医療の中核をなす科学であって、方法論的な自覚という意味での哲学を除いて、哲学が精神病理学に入り込むことは科学の純粋性をおかすことだと思っていたんだよ。精神病理学は一つの個別科学以上のものではないのであって、精神科医療に含まれる科学的でない部分は精神病理学そのものが取り扱うべきではないと考えていたんだね。サイカイアトリーっていう言葉はふつう精神医学と訳されているけど、そこに学問っていう意味は含まれていないわけだから、サイカイアトリーは精神科医療に関わる非科学的な部分も含んでいるんだけど、精神病理学はサイコパソロジーとしてあくまで一定のロゴスを持った科学でなければならない。これがヤスパースの見方だけれど、まさにここが、ヤスパースと、後の時代のいわゆる精神病理学者との間で決定的なずれを生んでいるところだろうと僕は思うんだよ。」

医院室の窓から中庭の暗がりの向こうには病棟の明かりが見えている。病棟の中から漏れてくる患者たちの生活の音がこちらにもわずかに聞こえてくる。医長先生は、総論はほとんど読んでないなどと言っていたようだが、おそらく若い時にかなり精神病理学の文献を読み込んでいた人なのだろうということは、研修医たちにもわかってきたようだ。先生の話にあまり熱がこもってきたので、研修医も学生もなかなかさえぎることができない。そろそろ病院を出ないと、彼女とのドライブの約束の時間に遅れてしまうのだが……それにしても、精神医学と精神病理学ってそういう関係だったのか。大きな書店では精神病理学の本は、医学書のコーナーとは別の、心理学とか哲学のところに置かれている。なんとなく精神病理学の方が科学から遠いところにあるように思ってたのにな……研修医と学生たちはいくぶん注意力が落ちてきて、医長先生の話とは別のことを思い浮かべたりしているようだ。だが医長先生はずいぶん前に注いだ冷めたコーヒーをカップから飲み干して、またもっと遠い時代の話をはじめるのだった。

「そう言えば、サイカイアトリーっていう言葉、ドイツ語ではプシュヒアトリーで、一九世紀の初めにライルっていう人が造語したものらしいね。およそ二百年前のことだがね。それは一般に患者への心理的治療の技法のことを指すものだったそうだよ。語源からすれば心を癒すっていう意味だから、当然のことだけどね。それはプシューヒシェ・メディツィーンと呼ばれた精神疾患の知識体系とははっきりと区別されていたんだね。だから、プシュヒアトリーとはそもそも実践的で治療へ向かうものであり、一種の経験的な技芸みたいなものだったんだと思うね。つまりそれはある意味アートなんだよ。たしかにその後、大学の講座の名前でもプシュヒアトリーが次第に使われるようになっていくんだけど、実はこの伝統はヤスパースまで流れ込んでいて、ヤスパースまではプシュヒアトリーとプシュヒョパトロギーとははっきりと区別されていた。この伝統的な区別を無視したのは、実はあのクルト・シュナイダーじゃないかっていうことを、最近ドイツの精神病理学者が言ってるんだ。この人はヨハン・グラッツェルという人で、実は僕も少しお世話になったことがあるんだけど。」

研修医と学生は、この医長先生がこれほどドイツの精神医学の歴史にこだわる理由がわかってきたような気がした。この医長先生が医者になった頃の時代には、入局してしばらくしてからヨーロッパに何年か留学する人もまだ多くいたと聞いている。この医長も確かにそんな世代の最後の方に属しているはずだ。

「グラッツェル[12]によるとね、方法論的に開かれていたヤスパースの試みはシュナイダーの手によって独断的な精神病理学の教義体系へと硬直したっていうんだよ。これは僕らの世代の精神科医からすると、とても意外な見方なんだ。なぜなら、ヤスパースとシュナイダーっていうのはどちらもハイデルベルク学派に属していて、いわゆる記述現象学と呼ばれる精神医学の正統派の流れをつくった人たちだと考えられていたからね。

シュナイダーという人は、いま世界を席捲している操作的クライテリアによる診断という手法の先駆けになった人だということは君たちも知っているだろうね。統合失調症の一級症状がまさにそれなんだ。僕は、その一級症状の内容とか、診断クライテリアによる診断技法といったものを信奉したり、絶対化したりする気は全然ないんだけどね。ただ、精神医学の診断が規約とか「ならわし」、つまりコンヴェンションによっておこなわれているっていう見方は、深い哲学的な洞察だと言ってもいいんじゃないかと思っているんだ。精神医学の診断にそういう規約的な性格が伴うことは、統合失調症の領域とは違う領域の議論の中でのことだけれどヤスパースも総論の中で話題にしているよ【第六部第五節・b、本書二二〇頁、および同c、二二二～二二四頁】。ただこの点の洞察については、ヤスパースよりシュナイダーの方が徹底していたのかもしれないと思う。

だけどね、ここでもう一度シュナイダーへの僕の評価をひっくり返さないといけないことになるんだな。シュナイダーはヤスパースの「総論」の改訂をあまり評価しなかったと言われているんだけど、それはヤスパースが第四版に、初版にはなかった余分なものを持ち込んだからだとされている。このシュナイダーが余分なものと呼んだものが何かということを一言で言うのはむずかしいけれど、多分それは実存哲学と言ってもいいし、さっきのようにアートと言ってもいいんだろうと思う。シュナイダーとか、彼と近い立場にあったグルーレとかいった人たちから見ると、「総論」第四版、特にその第六部なんかは、ハイデルベルク学派に対して反旗を翻すものとしか思えなかったんだろうね。彼らからすると、臨床精神医学と精神病理学の領域はぴったり重なっていて、どちらにも科学以外のヒューマンなものが入り込む余地はなくなっているんだ。グラッツェルの言うところでは、これが精神病理学の衰退を招いた大きな原因だということになるんだよ。僕もグラッツェルの見方は正しいと思っているよ。

ところでね、さっき僕が言ったナシア・ガミーっていうアメリカの精神科医だけどね。今のアメリカでおそらくただ一人、ヤスパースに関心を持っている精神科医だろうと思うんだけど。この人少し議論は大ざっぱなところがあるけれど、精神医学の臨床には、自然科学的な知識だけでなくて、精神科学的な方法や実存哲学の素養が必要だということを強調しているんだ。残念なのは、科学の一つである心理学の方法である了解と哲学的になされる開明という二つの別々の概念を彼があまり区別していないことなんだけどね。それでもアメリカで向精神薬の研究をしていたガミーが、こともあろうにヤスパースを取り上げたっていうことだけでも、僕にはちょっと感激してしまうというところがあるね。ドイツとアメリカの精神医学のつながりというのは、戦後は一方的にアメリカからドイツに向かうものばかりだったからなあ……」

医員室での医長先生の話はまだまだ続きそうだ。若い研修医と学生たちは、医学部の講義では聞くことのなかった精神医学の本当の姿が見えてきたような気になっていた。自分はたぶん精神科には行かないだろうけれど、この夜の話のことが頭に蘇えることもいつかあるんだろうな……

## ヤスパースは精神科診察室に蘇るか

ここに翻訳したヤスパースの論説を読んで（または医員室の医長の話を聞いて）、それが私たちの実践にとって何の役に立つのかという疑問を持った人も多いかもしれない。どう見てもここには、明日の診療に役立つような具体的なことは一切記されて（または語られて）いない。精神科の実習に来る研修医や学生の抱いている期待に対しても、それに応えるようなものはここにはない。この本を読むということの意義は、ただ抽象的な哲学上の概念を私たちの記憶の隅の方に蓄えておくということだけではないのか。要するに、これはあの退屈な大学の教養課程の講義みたいなものでしかないのではないか。医長先生は若い人たちのそんな疑問や不満を想定したうえで次のようなことを語りはじめた。

「ガミーという人はね、精神医学の世界でほとんど誰もが疑問を持たずに受け入れてきたバイオサイコソーシャル・モデルの批判を繰り広げているんだけど、ガミーがそのモデルに対抗して登場させるのは、ウィリアム・オスラーという病理学にも通じた内科臨床の大家とヤスパースの二人なんだ。これはまたどう見ても奇妙な取り合わせだけどね。二人の共通点は、生物学的方法――ヤスパースでは「説明」――とヒューマニズム――ヤスパースでは「了解」と実存「開明」の領域――の両方が医療現場で必要だという主張をしたことにあるとガミーは考えたんだね。

ガミーの見るところでは、彼の批判するバイオサイコソーシャル・モデルに基づく精神医学の最大の弱みは、ある患者が直面している問題のありかが明確に決定されることがないということなんだ。つまり今ここにいる患者に対して、どのような治療や手当てや支援が必要なのかという決断がクリアカットになされないままになってしまうということ、そして常にバイオロジカル、サイコロジカル、ソシオロジカルなものを組み合わせた折衷的な対応をすべきだという誤った思い込みが医療スタッフに植え付けられてしまうということ、そういったことこそがこのモデルのもたらす最大の弊害だということになるわけだ。その際立った実例は、現在の精神科医療で問題になっている、すべての患者に例外なく薬物療法と精神療法をおこなっている状況だというんだね。その二つの異なる次元の治療のどちらかを二者択一的に選ぶということを精神科医はしなくなっている。そのためにまた、精神科医の診断というものも、あまり意味を持たないものとなってしまっている。つまり、どんな診断をしても薬は必ず使う、それも診断によって厳密に別々の薬が使い分けられるわけでもないということになっているとしたら、診断なんてどうでもいいんじゃないかという主張もやっぱり説得力を持つよな。」

一人の研修医がこんな質問をした。「先生は、診察室で患者さんに対してどのようにしてヒューマンだとか実存だとかいった水準のことを実践されているんですか。」

「ふーむ……そういうことはね、確かに教科書のようなものには書かれていないよね。ヤスパースも総論でそういうことには立ち入って述べてはいない。その点で、アメリカで活躍しているガミーが書いていることはかなり実際的だし、患者とのコミュニケーションのとり方のようなことを、エピソードもまじえてうまく紹介してあるよ。ガミーの書いているエピソードで僕がおもしろいなと思ったのは、彼が研修医だったころに、集中治療室で担当した六十歳の元高校教師の男性患者が、かなり気難しい人で、病院では自分が思ったように動けないんで、若い研修医に難題をふっかけたりするんだね。君らは医者としてはまだ半人前で、ちょっと偉そうにしてるけど、ラテン語のフレーズなんか一つも知らないんだろうな、というようなことをベッドサイドでカルテの記録を書いている研修医のガミーに言ってくるんだ。ガミーは、必死に短いラテン語のフレーズを思い出して、試験に落第しかかった生徒のようにしどろもどろになりながら答えるんだけど、そのとき二人の間にちょっとしたコミュニケーションのとっかかりができるっていう話なんだ（「現代精神医学のゆくえ」[7]二二二頁）。

これはもちろん、実存的交《コムニカツィオーン》わりと言われているもののほんのわずかな一断片にすぎないけど、こういうことが精神科の患者とのやりとりの中では、決定的に重要になるということもある。それは、こちらの側が意図したり計画したりしてできるっていうことではなくて、ほとんどは偶然のような形で起こることだけれどね。

僕が心がけていることは、あまりたいしたことじゃないけど、たとえばベッドサイドで、臥床したままの患者に対して話しかけるときにはね、こちらもベッドの脇にしゃがんで、お互いの目の位置を同じ高さにするっていうようなことかな。こういうのは言わば形式的なことだけど、こういうことで、その時すぐにではなくてもね、段々とコミュニケーションがとりやすくなっていくっていうことは確かにあるんだと思うね。自分より年齢が上の患者だったら、特にこういうことが大事だろうと思う。これは基本中の基本みたいなことだけど、そういうやり方は、それぞれの医師が経験を通じてそれぞれ身につけていくようなことなんでね、それを規則のように学生に教えたところで、僕はあまり意味がないように思うな。ヤスパースも書いているように、治療における医者と患者の関係は、いろいろな水準で展開されるものだから、一つの経験を一般化してしまうのではかえってまずいことになるんだよな。精神科臨床でのコツみたいなことをすごく強調する医者たちもいるけどね、そこで本当に問題になるのは、患者に対するこちらの心理的な構え方みたいなものであって、目に見えるふるまい方とは少し違うと思う……」

研修医と学生たちは、これまでの医長先生の話の中に実存というような言い回しが出てくると、おそろしく遠い世界のことがらのように感じていたのだが、少しだけそれが身近になったような感じがした……中庭を隔てて向かいにある病棟から聞こえてきていたざわめきもいくらか静かになってきたみたいだ。あっそうだ、いいかげんこの精神科病院の非日常の世界からふだんの世界に戻って、彼女とのドライブの待ち合わせの時間に遅れないようにしなくては……。

# 本書に出てくるヤスパース哲学用語略解

ヤスパースの哲学における用語は私たち（精神科医）にとっては難解なものが多い。本文に出てくる哲学用語を、ヤスパースの哲学書まで参照して十分に解説するといったことは訳者の能力をはるかに超えている。総論本文のテクストの枠内で哲学的な用語がどのような文脈の中でどのような形で使われていたかということを以下にまとめておくことにする。皆さんが総論をはじめて読んでいこうとするときに、なんらかの手がかりになればと思う。だがここに取り上げたような語句がいかなる意味を持つかということを完全に洞察できるようになるためには、ヤスパースの哲学の全体を把握することが必要である。もしかすると、それは「人間存在の全体」を捉えることとほぼ同様に、原理的に達成不可能な課題なのかもしれない。

・**包括者** das Umgreifende（包括するもの／包越するもの）：ドイツ語における元の意味は、何かを手でつかんだり、何かを包みこんでいるその動作主体のこと（中性名詞なので、「人」というよりはむしろ「もの」を含意）。包括者については、それが私たちに対して現われる「もの」であるという場合と、私たち自身がその「もの」（包括者）であるという場合との二つの場合が区別されている。

私たちの認識はさまざまな限界にぶつかり、そこにさまざまな具体的な謎が生じてくる。私たちはそこに「他なるもの」が存在していることに気づくだろう。「他なるもの」とは、「無限のもの」、「個なるもの」、「包括するもの」のそれぞれ互いに異なる三者である。しかし人間を対象とする認識が限界にぶつかる場合においては、これら三者は同時に現われてくる。このことは、人間が「自由」を有する存在であるということの表れでもある（一一四～一一五頁）。

包括者として私たちに現われるものとして、まず「世界」という包括者と「超越（者）」という包括者がある。これら二者は、私たちが存在することとは関係なく現実性を有している。これに対して「私たち（人間）がそれであるところの包括者」は、「現存在」、「意識一般」、「精神」という三つのあり方をとる。これら三つのあり方は、そのようなものとしてただちに経験的研究の対象となることはありえないが、そのようなあり方の中から歩み出て経験的に適合するようなしかたで私たちに現象するということが可能である。しかし私たち（人間）は、いかなる経験的研究によっても原理的に捉えることができない「実存」として、あるいは「理性」として生きているのでもある。私たちの本質をなすこの根源は、ただ哲学的な「開明」においてのみ明らかにされるものである。人間についての経験的（科学的）研究が対象とするのは、こうした包括者そのものではなく、包括者の中に包み込まれて存在している多様なものにすぎない（一二二～一二三、一二七～一三〇頁）。

包括者というあり方は、すべてが一緒になっている状態であり、基本的に人間は単一のものを目指すものであるので、人間は包括者というあり方そのものに満足しているわけではない（一三二）。人間はその可能性においてすべてを包括する存在であるから、人間の本質を決定するということはできない（一三四）。人間は、私たちがそれであるところの包括者（現存在、意識一般、精神、理性、実存）のさまざまなあり方の単一性、統一性へと向かう道である（一四六）。包括者としてのさまざまなあり方において人間はその根源から開明される（一四八頁）。

哲学の領域に属する実存の開明と科学の領域に属する心理学的な認識（知）とははっきりと区別されなければならない。包括者は心理学的な認識の対象とはなりえない。諸科学は、本来認識しえないもの（全体としての人間もそうである）を認識しうるかのように主張することをやめ、知りえないということ（無知であること）を認めて、超越の方向へ向かう思考を遂行するための跳び板の役割を果たすべきである（一六一〜一六三頁）。

**・超越／超越すること**　Transzendenz / Transzendieren：ラテン語の transcendentia は「昇って通過すること、乗り越えること」である。ヤスパース哲学の Transzendenz はしばしば超越者と訳され、神と同義だとされている場合もある。しかし本書では多くの箇所で「超越」とした（ただし一部「超越（者）」）。その方が一般的であろうし、文脈からみて、必ずしも神を示唆しているとまでは言えない場合もあると思われたからである。

「超越」は、「世界」とならんで、存在それ自体であり、包括者である。私たちが存在しなくとも、この超越は現実としてある（一二二、一二八）。自由においてはじめて人間は超越というものを知り、この超越を通じて人間は世界において自由な存在であることを知ることができる。……人間は、何らかの他のものを、すなわち超越を信じることによってしか、自分を信じることができない（一三八）。存在の確実さを超越的方向に求めるのであれば、その人にとって、神が存在するという内容の命題が、どのような形をとるにせよ、受け入れるべきものとなる（一四〇）。人間は、その現存在のさまざまな現象において動物の範囲に達しており、その本質の根源において超越としての神性を帯びたものの範囲にも達している。この超越という特性によって人間は自分自身が自由のうちに与えられていることを知るのである（一四六）。科学的な知と哲学的な開明との間の境界は、その対象がもはや心理学的に実在するものではなくなる地点にある。この地点までは、科学的な知の対象となるが、この地点より先においては、非対象的なものへの超越という媒体が開明されるべきだということになるのである。私たちに関連する例で言うならば、ここが了解心理学と実存開明の境界線なのである（一四九頁）。

哲学的実存開明は、自由への訴えかけの手段であり、超越を呼び招く手段である（一五七）。自身の運命の中にある人間存在は、形而上学的解釈の媒体であり、実存を感知せしめ、超越の暗号文字を解読せしめるものである（一五七〜一五八）。哲学の思考内容は、対象物を対象物としてそのまま思念するようなものではなく、超越しつつ包括者に気づくような思考内容である。……諸科学は、それらの認識を通じて超越的な思考の跳び板を提供する。最も完成された科学的な知の中で、はじめて本来の無知が経験され、その無知の中で、哲学に特異的な諸方法によって超越という営みが遂行される（一六一）。哲学的に超越するということは、存在に気づくということに至る思弁的な超越という行い、実存を開明するという行い、超越を呼び招くという行いのいずれかである。……真に超越するということは、対象として意味を持っているものごとから超越的なるものへと飛翔するということの中で起こるものである(一六三)。心理学的思考内容は、実存開明としての哲学の一つの手段であるが、超越を呼び招くこととしての哲学の手段であるとまでは言えない(一七六頁)。

実存そのものは超越によって置かれているものなのであり、実存は自らが超越によって贈与されたものであることを知っているものである(二三三頁)。

・**開明** Erhellung:動詞形は **erhellen** であり、元は「明るくする」という意味である。ヤスパース哲学で、解明でなく開明と記されてきたのは、ヤスパースにおけるこの語の独特な使用を際立たせるためであろう。ちなみに「説明」は、「了解」と対比される場合には、特別な意味の用語であるが、**erhellen** に近い原義を持つ **erklären** を訳したものである。しかしヤスパースにおいて、説明と開明は、了解 **verstehen**(原義:何かの周りに立っている)を挟んで対極的な位置に置かれている。

経験的科学の努力の限界の地点において、ついに何らかの「存在意識」が生じてくるかもしれない。そのような存在意識は、哲学的開明によってのみ接近可能なものである(九五)。哲学的実存開明という方法は、本来、(経験的)知とは異なる特性を持ち、高貴で、高揚をもたらし、人間から何かを呼び出すという本性を持っている(一〇〇)。私も確かに経験的な存在である。しかしその存在は、私の自由との関連において開明されるべきものである(一一六)。自然と自由とを(生命と精神とを)同一の平面上に二つの因子として置いて、両者が相互に作用しているかのように考えるのは誤りである。それぞれを捉える把握の形式は、一方において自然の認識であり、他方において了解であり、了解とともにまた（実存の）開明でもある（一一七〜一一八頁）。

包括者のさまざまな様式は認識できるものではないが、しかし開明することはできる（一二二）。経験的研究、了解による了解可能なものの把握、哲学的開明、この三つはそれぞれ目指すものが異なる（一二四）。私たちの本質をなす根源（実存および理性）は、いかなる経験的研究によっても捉えることができない。ただ哲学的な自己開明において明らかになるものである（一三〇）。包括者としてのさまざまなあり方において人間はその根源から開明される。……開明という形でなされた思考を、対象に関わる認識として取り扱うようなことは、哲学の根本的誤解と言うべきである（一四八）。科学的な知と哲学的な開明との間の境界は、その対象がもはや心理学的に実在するものではなくなる地点にある。この地点までは、科学的な知の対象となるが、この地点より先においては、非対象的なものへの超越という媒体が開明されるべきだということになるのである。私たちに関連する例で言うならば、ここが了解心理学と実存開明の境界線なのである（一四九頁）。

心理学的了解と哲学的実存開明とがどのような相互関係にあるのかを明らかにすることを通じてのみ、純粋な科学としての精神病理学が成立しうる（一五七）。実存開明の思考は、了解心理学に根拠を持つという面があるが、しかし他方で、それ自体として了解心理学を駆動しているものでもある。実存哲学は決して心理学の一領域となることはないとしても、すべての心理学者は、その実践の中でいつか実存開明をおこなう哲学者になるのである（一七六頁）。

実存的交わりは、相互性の中における開明であって、その核心においてあくまで歴史的なものであり、個別の例に対する普遍的で応用可能な洞察を意味するものではない（二三七）。精神療法家には自己開明が要請される（二六八）。自分自身を徹底的に開明するということは、（精神療法家となろうとする人に対する）避けて通れない真の要請である（二七一）。深層心理学は、その限界を実存開明と共有している（二八二頁）。

・**交わり** Kommunikation：ラテン語 communicare はもともと他者と何かを共にすること、分かつことを意味し、communicatio は伝達、話し合いを意味する。ヤスパース哲学を支える基本概念の一つであり、二三七頁の注にもあるとおり、ヤスパースは「哲学」第二巻「実存開明」[13]（一九三二年）の中で交わりについての詳しい議論をおこなっている。

私たちは、人間を対象とする研究において、独自な限界にぶつかる。それらの限界は、私たちが自由と呼ぶものによって満たされている。私たちは私たち自身の中に、私たちの認識していないものがあることを知っている。そのものは、他の人間との交わりにおいてのみ経験することができるのであり、それ以外には世界のどこにおいても経験できないものである。人間という存在を対象としている場合には、認識にとっては存在しないものが間接的に感知されるようになる場合が確かにあるのである（一一五頁）。

精神療法は、心の交わりによって患者を助けようとするものである（二二五）。医師は、患者を対象として取り扱うだけではなく、患者との交わりに踏み入る（二二六）。医師と患者の関係にとって最終的なものとして存在するのは、実存的な交わりである。この交わりは、あらゆる治療法を、すなわち計画や企画にしたがって実行しうるようなすべてのことがらを、超え出るものである（二三二）。実存的交わりは、相互性の中における開明であって、その核心においてあくまで歴史的なものであり、個別の例に対する普遍的で応用可能な洞察を意味するものではない。そのような交わりは確かに起こるものであるが、それが起こるものだからと言って、それは治療に使用できる道具になるというわけではない（二三七）。人と人の間においては、科学や医療としては実行不可能で利用不可能でもあるような交わりがおこなわれるものであり、仮にそうでなくてもいつでもそのような交わりがおこなわれる可能性がある。こうした交わりにおいて、自己が自己になっていくという人生の課題が顕性化の過程を通じて遂行されるのである。これに対して、神経症の精神療法でなされることは、ある意味ではそれ以下であり、別の意味ではそれ以上である（二八二頁）。

## 文 献

(1) Jaspers, Karl : Allgemeine Psychopathologie. Ein Leitfaden für Studierende, Ärzte und Psychologen. Springer, Berlin, 1913.

(2) Jaspers, Karl : Allgemeine Psychopathologie. 4. Aufl. Springer, Berlin-Heidelberg, 1946.

(3) Berrios, German E. : Jaspers and the first edition of Allgemeine Psychopathologie ; reflection. Br. J. Psychiatry, 202:433, 2013.

(4) Ghaemi, S. Nassir : Understanding mood disorders : Karl Jaspers' biological existentialism. In : Stanghellini G., Fuchs T. (ed.) : One Century of Karl Jaspers' General Psychopathology. Oxford University Press, Oxford, 2013. pp. 258-275.

(5) Jaspers, Karl : General Psychopathology. Vol.1 and 2. Translated by J. Hoenig and Marian W. Hamilton. Johns Hopkins University Press, Baltimore-London, 1997. (originally published by University of Chicago Press, Chicago, 1968)

(6) Häfner, H. : Karl Jaspers. 100 Jahre „Allgemeine Psychopathologie“. Nervenarzt, 84:1281-1290, 2013.

(7) Ghaemi, S. Nassir : The Rise and Fall of the Biopsychosocial Model. Reconciling Art and Science in Psychiatry. Johns Hopkins University Press, Baltimore, 2010.（山岸洋ほか訳：現代精神医学のゆくえ．みすず書房，東京，2012）

(8) Anonym : Philosophie / Karl Jaspers. Der Bodenlose. Der Spiegel, Heft 36/1960, S. 44-53.

(9) Bultmann, Rudolf : Neues Testament und Mythologie.　Das Problem der Entmythologisierung der neutestamentlichen Verkündigung. 1941.(Vortrag.)

(10) Jaspers, Karl : Die großen Philosophen. Piper, München, 1957.

(11) Jaspers, Karl : Strindberg und van Gogh. Versuch einer pathographischen Analyse unter vergleichender Heranziehung von Swedenborg und Hölderlin. Bircher, Leipzig, 1922.

(12) Glatzel, Johann : Karl Jaspers und das Elend der Psychopathologie. In : Engelhardt, D.v., Gerigk, H.-J. (ed.): Karl Jaspers im Schnittpunkt von Zeitgeschichte, Psychopathologie, Literatur und Film. Mattes, Heidelberg, 2009. pp. 89-107.

(13) Jaspers, Karl : Philosophie II. Existenzerhellung. Springer, Berlin, 1932.

人間存在の全体（「精神病理学総論」第六部）

これまで第一部から第五部にわたって経験的な記述をおこなってきたが、本書の最後の部分となる第六部では、私たちの知識を増し加えるのではなく、哲学的な基本問題についての省察をおこなってゆくことにする。このような省察は重要で不可欠なものである。それは、もはや精神病理学の認識そのものに属することがらとは言えないけれども、しかし精神病理学と常につながっているものなのである。

# 第一節　これまでに述べた精神病理学を振り返って見る

**（a）私の精神病理学の構想へのさまざまな反論について。**反論のような形をとっているが、それが実は反論ではなく、私の構想を承認してくれているものだということがありうる。ネガティヴな外形によってポジティヴな内実を示すということがありうるのだ。

1「ここに記された精神病理学は、対象としてまとまりのある全体像を全く与えていない。すべてが、つながりもなくただ並んでいるだけだ。扱われる事象や視点があまりに多様なので、読む者は混乱してしまう。病気を病む人間存在の像が浮かび上がってこない。」――私の精神病理学に対してこういった反論をする人がいるかもしれない。だが本書の基本構造がこのような形をとっているのは、私たちがいかなる視点も唯一の正しいものだとは認めず、いかなる事実もそれこそが現実そのものだというようには見なさなかったということの結果として生じたことなのである。全体なるものという人為的構築の中に見て取ることができるような、存在の独断論《ザインスドグマーティク》に陥る傾向に抗して、私たちは終始一貫して方法論的な体系論《メトドローギシエ・ジュステマーティク》を遂行してきた。その体系論の分節が明確であるかどうか、そうした分節がもっとうまくできるのかどうか、という問題こそが私たちにとっては意味のあるものなのだ。

2「論理的な解説が延々となされているだけで、事象そのものを示すということはなされていない。これでは、余分なことや無益なことで研究が妨害されるだけである。研究は常に経験的なものであった方がよいはずなのに。」——こういった反論をする人がいるかもしれない。だがこうした論理的な次元での議論こそ、経験されたものごとに明確さを与えてくれるものなのだ。そうした議論によって、私たちには区別するということが可能になり、さらには、区別されたものを互いの関係において明確に認識することもできるようになる。経験的なものごとそのものは、私がそれを把握するにあたって論理的および方法論的に十分な自覚を持っているという場合においてのみ、明瞭になってくるのである。

3「了解可能なことがらだけがあまりに多く語られている。そのような心理学的了解などというものは科学ではない。了解ということに関して証拠を示すなどということはできない。そこでなされているのは、心理学的に可能性のあることがらを非経験的にあれこれ論じているというだけのことである。そしてきまってその次に述べられるのは了解不能のもの、さらには認識不能のものなのである。まるでそこに何か本質的なものがあるかのように、それらのものが話題にされるのだ。」——こういった反論をする人がいるかもしれない。だが方法的自覚こそが、あらゆる個々の方法を意識させ、その方法がいかなる認識を導くのかを、その方法自体において、あるいは研究の中で実際に方法が適用される様子を描くことによって、明らかにし、そしてさらには哲学的な諸方法の特徴を際立たせるのである——そのような哲学的諸方法自体は、そこから経験的な次元の研究結果がただちに湧き出してくるというものではないので、ここでの主題にはなりえないものではあるが。私たちにとって意味のある問いとは、いかなる場合も取り違えや混同が起こらないようにし、科学的な努力の多次元性と全体としての人間そのものとを見ようとする私たちの眼差しを閉ざさないようにするということがうまくいくかどうかということである。その限界の地点において、ついに何らかの存在意識《ザインスベヴストザイン》が生じてくるかもしれない。そのような存在意識は、哲学的開明《エアヘルング》によってのみ接近可能なものであり、そのような存在意識が生じているからといって、ただ教条的に全体知を主張するだけの立場がもてはやされてよいということにはならない。むしろ、そのような存在意識が生じていることは、体系的で一貫した私たちの基本姿勢を支えるひそかな根拠でありつづける。こうした根拠は、あらゆる方面の研究において、間接的に明らかになっていくことだろう。私たちは、認識することにおいて、それ自体は認識によって捉えられないけれども、認識の限界において認識を通じて察知されうるものを、真のものとして位置づけるのである。

ここに挙げたような反論があるとしても、それらは要するに、本書とは対立するような価値基準から生じたものなのである。

（b）**人間についての私たちの知の総合の要請と精神病理学の概観。** 科学は体系性と全体性を求める。科学は、ばらばらに散らばっているものをそのままにしておこうとはしない。精神病理学によって確かめられたとされていることがらは無限に多く、そのうえ精神病理学の研究者が用いる用語が統一されていないために、研究者どうし互いに理解しあうこともできないという状況からすると、私たちがそもそも全体として何を知っているのかということを明確にしておくことが、まずどうしても必要となる。

個々の知識を一つ一つ紹介しながら積み増していくというやり方によってこの要請を満たすことはできない。なぜなら個々の知識は、一つの共通の意味水準にあるものでもないし、共通の基本知識の枠組みを前提としているものでもないからである。

だが、人間存在を建築物のように見立てて、その設計図を先に描いておいて、私たちの知識を、その建物を構成する部分に関する知識として整理していこうというやり方によってこの要請を満たすこともできない。なぜなら、そのように人間存在のモデルとなるようなものはどこにもないからである。人間はその本質において未完成のものであり、人間はそれ自体としては認識によって捉えられるものではないのである。

ここで要請されている知の総合ということが可能になるのは、ことがらそのもののあり方から言って、ただ人間に関する私たちの知を構造化することによってのみである。それは、私たちのものの見方だとか、思考とその諸カテゴリーだとかいったものの基本様式、すなわち私たちの方法の基本様式を展開することにほかならない。そのような方法論的な努力が進展するのに応じて、科学は、対象そのものに接近しうる範囲の中でそのぎりぎりの限界まで近づいていくことになるだろう。

しかし、この限界にまで到達するためには、この限界線の向こう側のこともよく知っておかなければならない。人間が何であるかということを私たちは私たち自身を通じて経験する。つまり、私たちが人間や世界、哲学や科学、歴史と関わり合う中でしか、私たちは人間が何であるかを経験できないのである。言い換えれば、私たちが人間を研究する場合、私たちの活動の根拠はどうしても私たち自身の中になければならない。それゆえに、その根拠が、すなわち認識の道具としての私たち自身が、私たちの目の前にはっきりと見えているのでなければならないのである。この根拠こそが、私たちの知が収まるべき場所の広がり、密度、深さを決めるのである。人間に関する知を、全体として、技巧をこらして組み立て、組織化しようとするのは誤ったやり方である。実際のところ、誰でもいきなりそのような人間に関する知を所有できるわけでもないし、この知を一つの平面上に還元することができるわけでもないのである。組織化すべきなのは、そうした知ではなく、むしろ認識のしかたの方なのだ。認識のあり方を組織化することは、人間をそのあらゆる次元において、しかも認識可能性のおよぶあらゆる水準において、捉えることに役立つはずである。しかし、このような構造化は、できる限り、いくつかの単純で広範な基本線を探し出すように努めることになるだろう。そのような主導的な基本理念を通じて、それぞれの知は、その意味に応じて整理され、私たちの直観力のおよぶところとなるだろう。

こういうことをおこなっていけば、やがて科学的な精神病理学の概観が必然的にできあがってくるはずである。私たちの認識は断片的である。それは、ばらばらで関連のない事実を列挙することに終始しているような場合に限らない。さまざまなものがある程度全体性を備えているような場合でも、私たちの認識はなお断片的なのである。しかし私たちは、あまりに多様なものごとには耐えることができないものである。見通しがたいものごとの中に私たちは秩序を探す。群に分けるといった単純なことから、原因結果のつながりを認識するに至るまで（この段階になってはじめて、私たちは何かを効果的に変化させたり、つくりだしたり、予防したり、予測したりすることができるようになる）、あるいは了解的な洞察に至るまで、私たちは秩序を追求しているのである。限りない広がりを持つ人間存在の現実に迫ろうとするさまざまな道筋において、私たちは特定の事実を捉え、これらこそが人間の現実を示すものだと考える。私たちはそれらの事実の間にどのような関係があるのかを考え、全く関係ないように思われる事実の間にさえ根本のところで何かつながりがあるはずだということを見いだす。私たちが見ているものごとは、限りなくもつれあっており、どこまでも相関しているのだということに私たちは気づくだろう。ある一つの見方からするとそれ以上分けられない要素だと思われるものが、別の見方からすると複合体であると見えることもある。たった一つの全体なるものが存在しないのと同様に、絶対的にそれ以上分けられない要素というものも存在しない。単純と見えているものが、複雑な条件の下でしか発生しえないということがありうる。逆に複雑な発展を遂げていると思われるものが、よく研究してみると最後にはそれが単純なものだということが明らかになるということもありうる。

こうした知や知識がどのような成り立ちや秩序や区分を持つのかという問いは、結果として、あらゆる認識を総合するという要請へと至る。すでに述べたように、この総合の要請は、人間存在についての何らかの理論によって実現しうるものではない。その要請は方法論によってのみ実現しうるものだということをここでもう一度確認しておこう。この総合は、ある大陸の地図をつくるといったこととは異なる。その大陸の中を旅行するのにどのような可能性があるかということの概略を示すことにむしろ近いだろう。しかし、地理における大陸とは異なり、私たちの対象である人間は、全体としてのそれとしては、私たちの認識にとって現にそこに存在しているというものではない。全体としての人間は、私たちの前に現に存在するものごととは異なる。そのものごとがいかに大きなものであっても、やはり全体としての人間とは異なるのである。全体としての人間は、自由の存在であるという点で、自然界の中で唯一、特異的な位置づけを持っているからである。だからこそ、全体を一気に描くことはできず、結局のところ、さまざまな方法を体系的に整理することしかできないのである。ものごとのさまざまな捉え方が総合されたとしても、それらすべてによって人間の全体が捕捉しうるようになるというわけではない。人間について、経験的に認識されるような形でその根本存在が明らかになるなどということは、どこまでいってもありえない。どこまでいっても、人間存在そのものを定めることはできず、人間存在そのものについての知もまた定めることができないのである。

それにもかかわらず全体というものの原理を精神病理学の中に置いて、その原理を認識と実践のための照準点として固定しようとする人たちがいるが、以上述べたことから、そのような試みは誤りだと私たちは考えている。つまり私たちは、信仰の根本直観から出発して、知り得ることは無限に広がっているという立場をとるべきなのである。誤った立場は、たとえばL・ビンスヴァンガーに見られる。彼はもっぱらある特定の観念の側面から人間を探究しようとし、人間を身体・心理・精神的な統一体と見なすような「合成観」を拒否するのである。この「合成観」と彼が呼ぶものは、複数の方法（たとえば、自然科学、心理学、精神科学などの方法）を総合することに本質を持つ。彼は諸方法の総合を拒否し、一つの「前もって準備された観念」を要請する。その観念は、彼の場合、「実存性の根底的存在論的観念」と言われるものにほかならない。だが、こうした彼の主張は、哲学的にも科学的にも誤りだと言わざるを得ない。ビンスヴァンガーのように課題を設定してしまうと、まず第一に、哲学的実存開明という方法が本来の特性を失い、一つの知へと変質してしまうことになる。こうして実存開明が本来有している特性、すなわち高貴で、高揚をもたらし、人間から何かを呼び出すというその本性が奪われてしまうのである。第二には、こうしたビンスヴァンガーの課題設定によって、精神病理学にとっても、きわめて不十分な土台が置かれてしまうことになる。同様の誤りはプリンツホルンにも見られる。彼は次のように述べている。「医師が習熟すべきものは、さまざまな方法などではなく、生命や体質や遺伝や人格についての学説の基本的なことがらなのであって、医師はそれらをよく学んで、人との交流においてそれらに従うようにしなければならない」。こうしてプリンツホルンは、いくつかの特殊な認識のしかたを哲学として絶対化し、それらを認識全体および実践の原理にしようとする。しかし、その土台は脆弱であり、その哲学は疑わしい。

**（c）さまざまな全体性についての回顧と、唯一の全体なるものに関する問い。**本書のこれまでのすべての部と章において、研究の対象は、個々の事実と、それらの事実を括る何らかの全体との間の両極の間に置かれてきた。個々のことがらは、他のことがらや全体によって影響を受けており、全体は、個々のことがらによって成立している。つまり全体と個は相互に依存する関係にある。全体は、背景なのであり、現実においては個々の特別なことがらを導いたり限定したりする尺度なのであり、私たちにとっては個々の特別なことがらを適切に捉えることを可能ならしめる条件なのである。本書においてすでに登場してきたこうしたさまざまな全体性は、決してみな一様なものではなく、それぞれの分野に特異的なものであった。つまり普遍性を持つものではなかった。そうしたさまざまな全体性をもう一度概観してみよう。

Ⅰ　体験される現象が現われ出る場所であるところの、今この瞬間の全体とは、意識状態のことであった。——有機体の統合されたあり方に基づく作業の全体は、その作業が思考である場合には「意識一般」であった。それはまた、心理活動の基本機能だとか現時点の進行形式だとも言えるのである。その作業が、すべての作業能力の総体に関わる場合には、その全体は知能だとされた。——身体的な面の分析において、心身の統合（神経学的、内分泌学的、形態学的な統一体形成）という意味での全体が前提とされていたことも思い出していただきたい。——表現心理学にとっての全体とは、個体の持つ言語のことである。そして、それぞれの個体はそれぞれの形態水準《フォルムニヴォー》を持つとされる（クラーゲスを参照）のであった。——世界と精神もまた、一種の全体性を持つ存在である。この二つの全体的存在に関与するのは、個々の行動であり、個々の仕事（あるいはその結果としての作品）である。

Ⅱ　さまざまな了解関連の全体は性格（人格）であるとされた。

Ⅲ　さまざまな因果関連の全体はさまざまな理論において把捉されるのであった。

Ⅳ　臨床において把握されるもののさまざまな全体性は、次のような理念であるとされた。すなわち、疾患単位という理念、形相《エイドス》（体質など）という理念、生《ビオス》（生命の時間形態の全体としての生）という理念である。

Ⅴ　人間の共同体と歴史の全体は、社会状態であり、文化の客観的諸形態であり、時代であり、そして民族や国家や集団の共同体精神であるとされた。

全体というものについてのここに示したような概観からまず第一に見てとれるのは、全体性というものが非常に多様であるということだろう。どの全体も唯一絶対の全体ではなく、どの全体性も、多くの他の全体性と並列するような全体性であり、すなわち相対的な全体性にすぎないのである。続いて第二に私たちが見てとれることは、それぞれの全体性を絶対化してしまう傾向が常にあるということである。今自分が目にしている全体性こそが人間心理に本来備わっているものだとか、そうではなくても、心理現象の中心的なものであって、他のすべてを支配しているものだとか、そのように見てしまう傾向が認められるのである。あらゆる絶対化には何らかの真理が含まれているのかもしれない。だがまさにその絶対化によって、その真理は真理でなくなってしまうのだ。ある観点からの全体性を持つにすぎない全体的なものを、普遍的な意味での全体的なものと見なそうとする傾向が私たちにはある。たとえば、心というものは意識なのであり、それ以外の何ものでもないと考えてしまうような傾向である。そのような主張はいくらでもある。作業の全体こそが唯一客観的なものであり、それだけが科学の対象であるという主張。身体と心の統合体こそが実在するものであるという主張。世界と精神が絶対的な存在であって、そこに関与することこそが心というものの実態なのだという主張。性格こそが心の本質であるという主張。心が了解可能であるということが、そもそも心が存在するということと同義であるという主張。さまざまな理論こそが本来の現実を捉えられるのであるという主張。因果関連こそがものごとの実体であるという主張。身体こそがすべてであって、心は脳で起こっている事象に随伴する現象《エピフェノメーン》にすぎないという主張。人間は遺伝の連鎖の中の通過地点にすぎないという主張。臨床の現実は、疾患単位を診断することにある、あるいは体質を判定することにある、あるいは統一された時間的生命の全体を捉えることにある、といった主張。人間は社会と歴史の関数であるという主張。

こうした絶対化をする主張は、内容にかかわらず、その絶対化という点だけですでに誤りである。いま挙げた主張の多様さだけを見ても——それらのさまざまな主張を実際によく思い浮かべてみてほしいのだが——心理活動において何らかの全体性を有するあるものがそれこそまさに唯一の全体であるというようなことは決してないということがよくわかるはずである。それらの主張は、心理活動の何らかの相対的な全体性を捉えて、それを絶対化しているのである。人間を認識するということは、果てしない大洋を航海しているのと同様である。大陸を発見するということもあるだろう。島や陸地を見つけてそこに上陸してある期間が経てば、誰でもある程度の事実を学ぶことができるだろう。だがその際に、自分が知っていることこそが最も大事だというような主張をしてしまうのであれば、それ以上のことがらを知る機会を逃してしまうことになる。さまざまな理論というものは、陸地というよりも砂洲のようなものであり、そこに少しは立っていられるとしても、その足元を支える確かな基盤はないと考えるべきである。だからこそ、本書のこれまでの記述の中では、そのつど現われてくる一定の全体性を有する概念について、その限界もまたできる限り示唆するようにしてきたのである。心理活動において全体性を有するさまざまなものがあるが、それらは人間存在をさまざまな観点から見るための個々の見方を提供するにすぎない。つまり、それらの全体性は人間存在の現われの個々の側面にすぎないのである。さて、そうであるとするなら、人間存在の全体、つまりその唯一の全体なるものとは何なのか？ さまざまな全体性を持つことがらが寄り集まって、その唯一の全体をつくりあげるのだろうか？ それとも、人間の全体などというものは、そもそも実体を持たないただの空疎な言葉にすぎないのだろうか？

この問いには次のように答えるべきである。すなわち、人間存在のその唯一の全体なるものは、実際のところ、私たちが論じるべき対象とはならないのであるというのがその答えである。そしてそれがなぜ私たちの対象にならないのかは、哲学的な思慮によってのみ明らかになる（開明される）と言うべきである。ただ、このことに関するわずかばかりの手がかりを、この後の人間の本質についての節において、提示したいとは思っている。全体としての人間存在を目がけて進んで行くというやり方は、どうしてもうまくいかないものである。そういう企てをしても、その企てが正しいものである限り、必ずいつしかその企ての個別性が明らかになるのである。言い換えれば、人間は単一のものであると見えているにもかかわらず、そのような企てにおいて、常に異なる形式をとって人間の分裂したあり方が現われてきてしまうのである。したがって、何らかの全体性を有するすべてのものは、引き裂かれた全体性という類型なのである。全体としての人間を捉えようと試みることは無駄なことである。これまでに獲得されたさまざまな全体性を有するものごとを要素と見なしてそれらをつなぎ合わせて理論的に整合するものを目指すという形で、それを試みるのもやはり無駄である。全体なるものを捉えようとしても、そのたびに全体なるものそれ自体は、この手を逃れて隠れてしまう。私たちの手に残るのは、全体なるものの一つの特別な図式だけ、すなわちさまざまな全体性のあり方のうちの一つのあり方だけだということになるのである。したがって、ある一つの全体性を絶対化するということが誤りだというだけでなく、これまでに捉えられたさまざまな全体性のすべてによって本来的な人間の全体なるものが得られたと考えてしまうような絶対化も、やはり誤りだということになる。

このようなわけで、人間存在の全体なるものを一つの特別な研究や学問の領域とすべきだという要求は誤りであると私たちは考える。認識可能なものは、個別なことがら、またはそれぞれに特別なさまざまな全体性のどちらかに限られるのである。人間学というものは、新たな認識を増し加えるものではない。医学的人間学、すなわち「医師に利用できるような」特殊な「人間論」といったものは存在しえない。医学的人間学は、どうしても哲学的人間学としてしか成り立たないのである。それは、ある対象を適切に目の前に提示するような学説ではない。そうではなく、私たち自身を限りなく開明してゆく過程なのだ。私たちがこの本で論じているような人間についての研究可能な個別なことがらも、この開明の過程にとっての一つの手段とはなるだろう。しかし、あくまで一つの手段以上のものではない。

完全なる人間という統一体は、認識にとっては、次のような課題のうちにしか存在しえない。すなわち、人間において認識されるすべてのことがらの間に関係をうちたてようとすることのうちにしか存在しえない。さらに言い換えれば、認識可能なことがらの間のさまざまな関係の総体という理念のうちにしか存在しえないのである。

（d）**いくつかの具体的な謎についての回顧。**この本のほとんどすべての章で私たちはさまざまな謎に出会ってきた。ここで謎と言っているのは、いずれ答えが見つかるような一時的な問題とは異なる。それは、当該の認識方法にとっては原則的に解き明かせないようなことがらのことである。

ある問題が謎かどうかは、その問題が把握できるかどうかにかかっている。ある認識方法によって把握できる範囲では、ある事実が説明できないという場合がある。その場合、その事実は別の把握領域において把握されるべきものなのかもしれない。しかし、その別の領域にはまた別の謎が存在しているのである。したがって、謎というものはどれも、ある把握の仕方がうまくいかないということを認識する呼びかけのようなものだということになる。それと同時に私たちは別の把握の仕方を探すように促されるのであり、それがうまくいけば、その事実が謎ではなくなり、むしろその事実は何らかの洞察の基本となるのである。つまり謎というものは、常に、ある認識のしかたの限界のところに位置しているということになる。

そのような謎の存在は、認識するということに必ず伴う特性である。知るということ（知）は、常に、知っていないということ（無知）を明らかにする。その無知は、現在のところまだ知られていないという意味での無知ではなく、知のあり方に従って決まるような無知である。それぞれの知のあり方には、それぞれ特異的な無知が伴うのである。たとえば、非生物を扱う自然科学分野の例を挙げてみよう。化学の一般法則と所見から、シチリア島における硫黄の堆積などといった物質の実際の地域分布を説明することはできない。生物学に例をとれば次のようなことがある。生体の物理化学的な関連（生理学）から、個体の形（形態学）、あるいは内面の体験、あるいは合目的性といったものを説明することはできない。しかしまた、後者から前者を説明することもできない。全体というものは確かにそこに存在しているけれども、しかし個々の特別なものの認識から説明することはできないのである。あらゆる生物学的機能が、その生物種の存在と繁殖にとっての合目的性という関連において把握されたとしても、まだ次のような謎は残る。生物において、ある形態形成が目的を欠いている場合がある。すなわち、その生存場所への適応に必要とされる多様性よりもずっと多様な形態形成が観察されるという場合が知られている（植物学者ゲーベルを参照）。動物の表出の基本現象（内的なものが、了解しうる外的なものになるという現象）は、生物学的（生理学的および形態学的）関連からは説明がつかない。また他方において、多様な表出現象が目的を欠いているという事実も、生物学的目的という観点からは説明ができない。

私たちの関心の対象は、人間についての認識におけるさまざまな具体的な謎である。人間においても、生命的なもの一般に関する謎がやはり現われてくるものであるが、しかし人間の場合、その生命的なものは人間存在の基盤として位置づけられることになる。いくつかの例を示してみよう。

1　クルティウスとジーベックは体質《コンスティトウツィオーン》の謎を話題にしている。「体質というものは包括的な概念であって、その概念には医師の判断も含まれている。その判断とはつまり、その個人（人格）と、その個人が状況の中に置かれたあり方とを総体的に見たときの判断である。患者とその周囲の世界との関係から得られるような断片的な情報だけで患者の体質を組み立てようとしても、それはできないことである。したがって、体質という見方を、私たちが通常用いている分析的、因果的な観察へと解消してしまうこともできないのである。ここには解決できない緊張が存在している。……体質という見方を用いたからといって、把握しうる個々の原因や関連についての観察がおろそかになっていいというわけではもちろんない。しかし、体質的な見方は、私たちが通常の観察で確認することのできる個々の関係を、正しく位置づけることを私たちに教えてくれるものでもある。体質的な見方は、たとえば、細菌学的な診断の限界を私たちに示してくれる——もちろん細菌学を軽視してよいというわけではもちろんないのだが」。体質論がこうした身体現象のみではなく個人（人格）の全体を捉えるものであるとするなら、体質の謎がさらに大きくなるのは言うまでもない。

2　遺伝研究の限界も、また別の謎の存在を示している。すべては遺伝によるものだという考え方がある。人間の心理活動全体にとって決定的に重要な原因因子は、その人間の周囲の世界と並んで、遺伝素因であるということからすると、その考え方は正しい。しかし、具体的な点において説明は限界にぶつかる。（一）遺伝子が、個体の発達の中でその遺伝子の表現であるところの現象をどのように実現しているのかということはまだ知られていない（ホルモンの作用が関連するということは知られているけれども）。だが仮に、一般に発達過程には遺伝が結びついており、また具体的に発達を実現するメカニズムには個々の遺伝子が結びついているということがわかったとしても、それは、生命の前提をなしているにすぎないような諸関連、すなわち機械的で非生命的な特性を持つような諸関連が把握できたということにしかならない。これだけで生命そのものが把握できたことにはならないだろう。さらに言えば、遺伝子によって心理的現象がどのように実現されるのかということは、もはや私たちの推測や想像さえ及ばないことである。心理的現象は、その全体において文化的伝統や教育、精神的および歴史的な活動との関連の中に置かれているので、遺伝からそれを解明するということは困難なのである。現実の精神事象もまたその隅々まで生物学的基盤の上にあるということは誰も疑っていないかもしれないが、しかしこの基盤から精神的なものそれ自体が説明されるということは決してないのである。そのようなことは、仮にその生物学的基盤と心理や精神との関係が明らかになったとしても、決してないだろう。——(二)遺伝子の組み合わせ全体が単一であるということが個体の統一性の前提である。この遺伝子の組み合わせの全体は、もはや個々の遺伝子として解されるようなものではない。親から子への遺伝の関連を研究することによって、生物学的事象の素材のようなものが捉えられることにはなるだろうが、個々の個体の単一性や統一性が理解されるわけではない。——(三)遺伝的に受け継がれたものではないが、生得的であるような素因というものが現に存在する。親から子への遺伝という形で受け継がれたものではない何かを個体は持っている。——(四)人間の人格的特性(性格)や人間の自由や精神性に目を向けてみるなら、私たちは、他によって代替できないその人自身の存在(自己存在)といったものを感じ取る。その存在がどのようなものであるにせよ、ともかくもそれはただ一回限りの存在としての個人である。それぞれの人間は、ある決定的な点において、いわば自分自身の根源に由来し、神学的な言い方をするなら「創造された」ものであって、遺伝素材の修飾過程の中の単なる通過点のようなものではない。客観的現実としての精神は、自然的事実(たとえば高い才能を有する家系といったもの)との関連において捉えることがなお可能ではあるが、しかしそれはそうした自然の単なる結果として理解されるべきものではない。さらに言えば、個人としての人間は、とりわけニコラウス・クザーヌス以来のドイツ哲学の教えるところに従って言えば、全体の鏡であり、小さきもののうちに世界が現前したものであり、他に代えられないものであり、一回限りのものである。そういう個人は、遺伝因子の総計へと解消されてしまうようなもの（その個人の生存の物質的な前提や条件についてはその通りなのだが）ではなく、「神によってじかに創造された」ものである。

3 私たちが心理活動をその作業の面において捉える場合、つまり人間をその人間の作業能力の全体として捉える場合、私たちはまた限界にぶつかる。その限界とは、その作業の面において、規則性を阻害するような何か、確実な予測を制約するような何かが、どこかで働いているということである。純粋に生理学的な形で施行されるような限られた作業能力検査（たとえば知覚、疲労、記憶の心理検査）の場合を除けば、ほとんどすべての作業は、精神的に規定されるような実行の形でなされる。しかし逆に私たちが作業を精神的なものとして理解しようとすれば、私たちは常に生物学的に規定されるような限界にぶつかってしまうことになる。純粋に精神的と見えるような作業実行であっても、こうした生物学的な規定によって担われており、制約されており、また阻害されているのである。私たちが心理学をおこなうとき（私たちは自然事象を扱うものと思っているのだが）、私たちがその自然事象に出会うのは、精神的あるいは心理的に起こっていることを通じてでしかない。そうした精神的あるいは心理的に起こっていることがらは、この場合、それ自体として取り扱われるのではなく、ある別の事象の指標として扱われることになってしまうだろう。心理学が捉えるあらゆる現実の中にはすでに精神が存在する。だからこそいつどこでも、具体的な謎が生じてくるわけである。すなわち、精神とは何か、精神はいかに作用するのか、といった謎である。この謎に対する答えは、常にその謎を強調するだけのものであり、決して謎そのものを解決するようなものではない。たとえば次のようなことである。精神とは、自然を超越するものであり、精神は肉体を用いることによって現実的なものとなろうとし、肉体を通じて世界において語り、自らを展開しようとするものである。精神は、肉体と心の全体から切り離されているとされている（アリストテレス）が、精神は全く切り離されたままでそこに存在するのではなく、肉体を通じて自らを外に表すことによってそこに存在するのである。精神は、いわば、神経系をわがものとして自分の道具のようにしてしまう。別の言い方をすれば精神は、生命を破壊する悪魔である（クラーゲス）。

4　生物学的事象に対して、またそれと並んで実存に対しても了解が限界を持つことについてはすでに論じた。人間の現実を了解する場合にはいつでも具体的な謎が存在することになる。了解しうるものは、一見したところではそれ自体において限界がなく、自身において完結しうるようにも見えるが、実は全く逆であって、常に制約されたものであり、別の何かに頼らざるをえない。その別のものとは、それ自身の根源であるか、あるいはそれ自身の制限であるかのどちらかである。

5　一つの生命体《ビオス》の単一性ないし統一性は、時間の経過に沿ってその生命体が遭遇する無数の偶然と結びついている。私たちが人間を了解するとき、その人が自分に与えられた好機をいかに捉えて、いかにそれを利用するかという構え方を根拠にすることができる。しかしそこで了解の限界となるのは、やはり偶然というものである。この偶然というものについては、全く別の解釈もありうるが、その解釈が一般的に妥当かどうかという検証はできない。すなわち偶然を、運命とか（その人の持って生まれた）定めとして、あるいは（キルケゴールの自己理解におけるように）神の語る多義的な言葉として、解釈するということがありうる。生命体の統一性は、偶然というものもそこに属するような一つの全体の中に基礎づけを持つと考えられる。

6　具体的な謎は、ふだん腕を動かすことのうちにも存在している。もし肉体と心がそれぞれ別々のものとして考えられているのであれば、それも一つの謎なのである。私がそこに置いてあるペンを持とうと思ったとき、腕と指がそれに応じた動きをするというのは、どういうことなのか？　どうやって私はそれをおこなっているのか？　純粋に心理的なことがらが身体の運動のうちに形をとって現われてくるのである。ここに「魔術」が実現していると見ることもできるだろう。このように不思議なことは他では起こらない。精神的なことがらが一瞬にして実在空間のことがらへと転換されたのであるから。表出についての謎、すなわち内的なことがらが外面に表出されるということ、しかもそれが了解可能な形をとっておこなわれるということについての謎、さらには言語についての謎といったものも、私たちがこれらの現象を明確に考えてみようとすればするほど、ますます深まっていくだろう。さらに言えば、このようにそれ自体としてはまだ理解しやすい事実と境を接して、次のような内的なものも存在している。すなわち、全く表出はされないけれども何かを告げ知らせるようなものとして内的に存在するもの、あるいは、そのように何かを告げ知らせるものとして知られることさえないけれども、客観化不能で再現不能である一回限りのことがらのうちに実現されているような内的存在、つまり認識にとっては現に存在するとは言えないけれども、それでもやはり実現されているという性格（現実性）は持っているような内的な存在も、やはりあると言える。

これまで見てきたさまざまな具体的な謎を全体として眺めてみると、そこからいくつかの原理が浮き上がってくる。それらの原理とは、それぞれの限界のところに何か別の（他の）《ダス・アンデレ》ものが存在しているそのあり方なのである。この別の（他の）もののことを私たちは、無限（無際限）《ダス・エントローゼ》のもの、個なるもの《ダス・インディヴィードゥウム》、包括（包越）《ダス・ウムグライフェンデ》するものと呼ぶ。

1　謎というものは、それぞれの研究が限界に達したときにその研究自体によって突然に生じてくるものである。つまり、その研究の対象が見通せなくなった時点、すなわち無際限に組み合わせが生じてしまった時点において、謎が生じてくる。

2　謎というものは限界であり、その限界においてまさに個なるものが現われている。個なるものとは、それ自身から説明されるのみであり、それ以外の他のものからは説明できないようなものである。個なるものは、その全体において捉えうるようなものではない。まさに、個については語りえない individuum est ineffabile のである。個なるもの（個体）は、生物学的存在として遺伝的つながりの中に組み込まれており、心理学的存在として共同体や精神的伝統の中に組み込まれている。つまり個体は、遺伝的に伝えられたものと周囲の環境という二つの線がちょうど交わる点に位置するのである。それにもかかわらず、個体はこの二つの線の上のどこかに位置づけられて、そこに解消されてしまうようなものではない。それは、ある意味においては、どこまでも個として存在するのであり、一回限りの存在であり、それ自体として存在するものであり、歴史的に凝縮された充満した現在としてあり、大海の無数の波のうちの唯一無二たる波としてあり、全体の鏡として存在しているのである。

3　謎というものは限界であり、その限界が包括者として存在する場合には、この限界は私たちの立ち向かう対象とは決してならない。対象として私たちの目の前に現われてくるものは、包括者の中にあり、包括者から出てくるのであるが、そうだとしても包括者そのものは、決して私たちの対象とはならないのである。

具体的な謎が私たちに明確な形で見えてくるとするなら、私たちは研究において、今述べてきたこれら三つの互いに意味の異なる限界にぶつかるはずである。こうした限界は、人間という存在を認識の対象としている場合だけに現われてくるものではない。しかし人間を対象とする研究の場合には、これらの三つの限界は同時に現われてくるものであり、またそれらの限界は、他の対象では見られないような独自なあり方において、私たちが自由と呼ぶものによって満たされている。私たちは私たち自身の中に、私たちの認識していないものがあることを知っている。そのものは、他の人間との交わ《コムニカツィオーン》りにおいてのみ経験することができるのであり、それ以外には世界のどこにおいても経験できないものである。人間という存在を対象としている場合には、認識にとっては存在しないものが間接的に感知されるようになる場合が確かにあるのである。それが感じられるのは、私たちが認識によって人間を純粋に対象的に把握しようとする場合にその認識に起こってくる予期し得ぬことがら、不規則なことがら、障害となることがらを通じてである。こうしてここで自由という問題が出てくるのだが、自ら経験しうる自由についての議論は哲学的開明の領域にある。ここでは次の点だけ指摘しておきたい。

1　経験的事象が規則に従って必然的なものとして認識できるという事情にある限り、さらにまたさまざまな事実が経験的に提示されうるという事情にある限り、自由は存在しない。自由を否認することは経験的には重要なことであるが、自由の否認は、経験的に認識可能な対象についての領域に限定しておこなわれるものでもある。何らかの経験を動かぬ証拠とすることによって自由を証明しようという試みは、無益であり、むしろ自由そのものを疑わしいものにしてしまうことになる。自由は研究における認識の対象ではない。私が自由を経験的に提示するか、しないかという選択の余地はない。選択できるのは、私が「自由は存在しない」という命題についてその責任と結果を自分で負う意志を持つか、持たないかということだけである。

2　人間は、生きて体験をしているだけのものではない。人間は、自分が生きて体験しているということを知ってもいるのである。人間は、自分自身に対して何らかの態度をとるということをするのだが、そのことにおいて自分自身を超えた存在でありうる。私は、単に私が知っているところのものだけではもはやなく、私が知っているということによって、私が知っていると思っている私はすでに別のものになっている。私も確かに経験的な存在である。しかしその存在は、私の自由との関連において開明されるべきものである。すなわち、その経験的な存在において自由はどのような様態にあるのか、その存在は自由の獲得によってどのように変化しうるのか、経験的存在としてのその存在はどのように自由に資するのか、あるいはどのように自由の障壁となるのか、という点において開明されるべきものである。

3　自由は、あらゆる了解可能性のうちに、論理形式上、存在すると言える。私が了解するという場合、私はすでに自由というものを暗に承認していることになる。もし自由を根底的に否認するという態度をとるなら、必然的に、了解というものを放棄せざるを得ないことになる。

4　限界を経験し、自由を承認するということはしばしば起こることなのだが、しかしそのことがまた新たな誤りの始まりになってしまうということもしばしばある。その誤りとは、自由というものをもう一つの認識対象、あるいは事象の一つの因子と見なしてしまうという誤りである。イーデラーが次のように述べているのは正しい。「道徳的な自由は、理性に由来し、あらゆる経験に先んじて内的必然性から発生した概念であり、経験的研究の領域の外部にあるものである」。しかし、イーデラーはこの正しい哲学的命題を応用する際に間違ってしまったのである。というのも彼は、精神疾患の発生と発展を自由な自己規定と激情《ライデンシャフト》との間の闘いという観点から理解しようとしたからである。つまり彼は自由というものを自然事象における一つの因子へと客体化したのである。当初は正しいと認めていた原理に反して、彼は自由というものを狭小なものにしたばかりではなく、その意味を逆転させてしまったのである。そのため、彼は精神科医として人間の把握を誤り、そこからさまざまな帰結を導いてしまうことになった。自然と自由とを（生命と精神とを）同一の平面上に二つの因子として置いて、両者が相互に作用しているかのように考えるのは誤りである。それぞれを捉える把握の形式は、一方において自然の認識であり、他方において了解であり、了解とともにまた（実存の）開明でもある。いずれの把握の形式もそれぞれ限界にぶつかる。その限界のところでは、その形式の中に新たな説明のための別の因子が取り込まれて解決が生じるといったことにはならない。そこで生じることは、全体における存在を前にして自分が限りあるものであるということを知るということなのである。こうして、因果性は自由にぶつかり、逆に自由は因果にぶつかる。また、了解は了解不能なものにぶつかってしまう。その了解不能なものとは、一つには生物学的原因であり、もう一つには実存である。

## 第二節　人間の本質に向けての問い

前節において精神病理学を振り返って見ることにより、私たちは人間の本質に向けての問いへと導かれることになった。この問いに対して、生物学、人間学、神学、哲学が答えを与えてきた。これはとてつもなく大きな主題である。この問題についてここでは、わずかばかりの注釈を述べるだけにとどめよう。それらは、私の他の著作から引き出されたものである。そうした私の著作においては、ここで概要を示したことがらについて詳しく述べているし、根拠も示してある[*一]。

（a）**哲学的な基本姿勢。**以下に一連の短い文章を並べておく。これらは、人間の本質をしっかりと考えてみるための前提となるだろう。

＊一　人間の本質に関する思想の解明にとって特に重要なのは、プラトン、アウグスティヌス、パスカル、カント、キルケゴール、ニーチェである。

1　私たちは次のようなことを言う。人間は、さまざまな見方においてそのつど何らかの全体として、現に存在する。人間はそれぞれ個の存在としてその実体性をもって世界を歩き回っている。人間は物であり、この身体であり、この空間の中のその場所に存在している。これはしかし最も外面的な見方である。もし私が人間をその肉体として取り扱うのであれば、私は人間そのものを滅却することになる。人間は、肉体として、空間を占める一つの物質の塊となる。また有用な存在として、労働する機械の一部品ともなる。しかしもし私が人間をその肉体として見るのであれば、その肉体全体を生物学的に把握しようとするだけでも、把握可能なさまざまなことがらへと到達することになるだろう。だが、それらのどの一つをとっても、唯一の全体というわけではない。この点において人間が他の生物と異なるわけではない。植物でも同じであり、全体として見た世界でもまた同じである。これらの対象は、認識のために捉えられたとたんに、引き裂かれてしまう。全体とは、それぞれの場合におけるただの理念にすぎない。だとすれば全体という理念は多数存在するのである。

2　唯一の全体というものがあると私たちが言えるようになるには、一つ（単一）であるということの意味がそこで完全に実現されているのでなければならない。そのような条件を満たすことができたという場合にのみ、私たちは唯一の全体があると言ってよいのである。しかし、単一であるということの意味は、多様である。たとえば以下のようなさまざまな意味での単一性がある。まず単一な対象とは、私が、それを考えるたびに目の前に現われてくるような特定の客体のことである（思考可能なものすべてが有する形式的単一性）。次に、単一の個体とは、単一の存在でありながら無限《ウンエントリヒ》であるようなもののことである。というのも、もしその単一の個体とされているものを私たちが認識しようとするとき、この一つの個体はさまざまな個々の存在のあり方へと解体してしまうからである。認識を受けるということによって、当初個体であったものは、その単一性を失い、多数の部分的単位が前面に出てくることになるのである。また次に、単一の実存とは哲学的な考えの一つであり、この考え方は、超越的思考における唯一者《ダス・アイネ》を、実存という無条件のあり方の開明《エアヘルング》のために用いているのである。このようにさまざまな意味での単一性がある。私たちは認識においてさまざまな単一性を捉えている。しかしそれはさまざまな単一性でしかなく、結局のところ単一性そのものではない。個体の単一性の場合でも、実存の単一性の場合でも、そのことに変わりはない。

3　私たちは、認識をおこなうことにおいて、すべての存在を主体と客体の分裂の中で保有することになる。つまりこの場合、すべての存在は、私たちの意識にとっての対象とされているのであり、その存在そのものとしてのあり方において捉えられているのではなく、「意識一般」に対して分裂した様態で現われているあり方において捉えられているのである。だから私たちは、経験的な実在性において存在を保持することができるとしても、それは、その存在が私たちの意識のさまざまなカテゴリーに応じて応答する仕方に従って保持しているのである。すなわち、経験の基本となる多様な様式に従って、たとえば説明可能とか了解可能といった様式に従って、保持しているのである。

4　私たちは、存在それ自体を認識するのではなく、現象を認識するのであるから、私たちは、認識することにおいて、さまざまな限界にぶつかる。そういった限界を私たちはさまざまな限界概念を通じて感じ取ることができる。限界概念というもの（たとえば「存在それ自体」といった概念）は、内容のない空虚な概念ではない。さまざまな限界概念は、それらの現在性《ゲーゲンヴァエルティヒカイト》を通じて、それらの概念内容を満たしている。さまざまな限界概念は、何らかの対象に合致するわけではない。それらは、私をあらゆる対象的なものとともに支えかつ包括するものに合致するのである。

5　包括者のさまざまな様式は認識できるものではないが、しかし開明することはできる。包括者とは存在それ自体（世界および超越）である。あるいは、包括者とは、私たちがそれであるところの包括者である。包括者を客体として対象化することや、包括者を認識可能なものとして取り扱うことは、私たちの思考の根本的な誤りである。確かに私たちの思考において私たちは、認識が捉えられるもの以外のものにも接触することができるし、認識が捉えられるもの以外のものを思い浮かべてみることもできる。しかし、このような現前化というものは、認識対象についての知識を増大するものではない。そうした現前化は、認識対象についての知識が持つ意味や有用性の限界を私たちに示してくれるものである。認識対象となりうるすべてのものは、包括者の中から歩み出て、私たちに近づいてくる。認識対象となりうるすべてのものは、包括者の中から私たちの働きかけに呼応し、さまざまな観点と側面において存在を提示する。そうした観点や側面は、必然的で普遍妥当的なものであり、したがって認識可能なものである。しかし包括者は、常に進歩していく認識の現象の中で次第に豊かで多面的な姿を示すようにはなるものの、それ自身は認識の働きから常に身を隠し、対象化されぬままにとどまる。

6　開明されるべきものである包括者は多重の性格を有する（存在それ自体と、私たちがそれであるところの存在）。私たちがそれであるところの包括者（現存在、意識一般、精神――理性と実存）を思い浮かべること、すなわち現前化することは、人間存在の哲学の一つの基盤である。

7　包括者についての意識は、現象の認識に深みをもたらす。認識可能なものは、常に現象の中で動いており、前景に出たり、背景に退いたりしている。哲学的意識にとっては、認識可能なすべてのものは、いわば形而上学的な暗号としての言葉を持っている。その言葉を聞くことによって、知りたいという意志はさらに推進される。この言葉を聞くことの驚愕は次のような表現をとる。「そういうことなんです《ゾー・イスト・エス》」「そういうことが起こったのだ《ダス・イスト・ゲシェーエン》」「そういうことがあるんだ《ダス・ギープト・エス》」といった表現である。

8　すべての個別科学におけるのと同様に、私たちは精神病理学においても限界を感じうるようにしていかなければならないし、具体的な謎を見なければならない。そのようにすれば私たちは、一方において、科学研究にはありとあらゆる方法が可能だという見地から、科学研究のまだ及んでいない場所がいたる所にあることを見るであろう。しかしまた他方において、科学の帰結を評価し利用する際に科学の限界を越えたりはしないであろう。そのようにして私たちは、限界につきあたるその科学を通じて、他には置き換えられないような唯一のあり方において包括者を感知することができるのである。そして私たちは、この包括者を合理的に描き出そうというような誤った試みを避けることができるだろう。

人間に関する知識と実践にとって決定的に重要なものは、哲学的な基本姿勢なのであって、教条的な哲学的知識ではない。

（b）**人間の具体像**。人間存在の探究の諸方法において、人間の統一的な具体像が出現するといったことはなく、多数のさまざまな具体像だけが生じることになる。そしてそれらの具体像は、それぞれ独自な強制力を伴って現われてくるはずである。経験的研究、了解による了解可能なものの把握、哲学的開明、この三つはそれぞれ目指すものが異なる。人間を認識する際に、人間に関する認識のすべてがあたかも一つの平面上に並んでいるかのようにものごとを進めていくのは誤りである。すなわち、人間を私たちの探究の対象とする場合に、それが単一のものであるかのように扱い、その存在を原因や作用について全体として私たちが認識しているかのように思い込むのは誤りである。

人間についての認識のこの多重性が一時的なものであって、原理的にはいつか解消されて、大きな包括的な統一が達成されるのではないかと問われたら、次のように答えるべきである。実際の研究の教えるところによれば、方法の多様性も、それらの方法によってもたらされる結果の多義性も、どちらも解消されることはなく、むしろそれらの多様なもの、多義的なものの相互の差異がもっと際立ってくるだろう。そうなれば、その差異によって区分されたものごとの相互の関係が研究において探索され、また発見されることになるかもしれないが、それでも統一の原理が見通せるようになるわけではなく、さまざまな相対的統一の理念が時に見えてくるという程度のことにすぎないのである。哲学的に見れば、このようなことはすべて理解できることである。次のように考えてみればその理由がわかるはずである。人間が認識の対象として経験的に探究できるものであるという意味では、人間の自由というものは存在しない。しかし、私たちが体験し、行動し、研究するという場合、私たちは自由であることを確かに自覚しており、私たちによって探究されるもの以上の何かのものである。患者もまた、認識の対象としては、自由な存在ではない。しかしその人自身としての患者は、やはり何らかの意味の自由を拠り所にして生きている人である。別の言い方をするなら、人間存在をもっぱら経験的なものとして切り離してしまい、その存在を完全に探究可能な存在と見なすというようなことがおこなわれるのであれば、いかなる自由も存在しないことになってしまう。私たちは人間を部分、構成成分、分節、因子へと常に分割しているのだが、ではどうしてそのように分けているのか、なぜそれだけしか分けられないのかと考えてみることもできるだろう。その問題の答えは次のようになるだろう。たぶんもっと分けられるだろうし、別の分割のしかたもあるだろう、という答えである。多数の方法や多数の側面が存在すること、研究の対象としての人間存在が引き裂かれたものであり、全体としてのまとまりを欠くこと、そうしたことが人間の認識全体の基本真理なのである。人間をその全体において捉え、そのすべてを一気に把握するというような試みは挫折せざるを得ない。把握しうるものはすべて、有限なものであり、部分を取り出しただけのものであり、人間それ自体ではない。

　これまでに人間存在の多数のさまざまな具体像が浮かび上がってきて、それらが私たちの目の前にある。たとえば以下のようなものである。人間は意識を持ち、この意識という舞台の上でさまざまな現象が現われてはまた消え、またこの舞台としての意識においてさまざまな状態が繰り広げられるという人間像。――体験する主体である心《ゼーレ》の中に、知覚、表象、思考、感覚（感情）、発動性、意志などといった分節がある（分節の数の多少は問わない）とする人間像。――生命の実体は反射弓であり、生命体は、外的な作用を受けると、内部の複雑な仕組みにおいてその作用を選択したり改変したうえで、外部に向かって反作用としての何らかの応答をするものであるという反射の仕組みを中心に置く人間像。――人間を全体として何らかの作業装置であると見る人間像。――生命体は一つの世界の中にあり、その世界はその生命体とともに一つの全体へと形成されるのだという人間像。――人間の本質の根本は、表現や行動において、あるいは自分の世界において、あるいは自分の作品において、自己を客体化することにあると見なす人間像。――人間の構造は、了解関連の統一性にあるとする人間像、あるいは因果関連の統一性にあるとする人間像。――人間存在の本質は、生物学的に存在しているということにあると見る（人間学／人類学の）人間像、精神の諸形態にあると見る（歴史的な）人間像、個々の存在が歴史的に具象化することにあると見る（実存開明における）人間像。――人間の全体は身体と心から成るとする（二元論の）人間像、身体と心と精神《ガイスト》から成るとする（三元論の）人間像、人間存在の全体は心身の統一にほかならないとする（一元論の）人間像。――人間の基本的可能性の広がりは、体質と性格の多様性のうちに見られると考える人間像。

（c）**私たちがそれであるところの包括者を哲学的に描き出すこと。**人間とはそもそも何なのかという問いが、精神病理学の内部において、さまざまな全体性という問題へと議論を導いたのであった。しかし、研究の進行の中で私たちの前に現われる全体性というものは、包括者である人間存在から測るのであれば、常に一つの現象にすぎない。人格というものについて、私たちは了解可能な典型的な性格といったことを問題にしているが、そのような人格であっても、やはり一つの現象にすぎないのである。人間存在を描き出そうとする試みによってつくりだされたものは、私たちの目の前に対象として提示され、それらを私たちは科学的に操作することも可能である。しかしそのように描出されたものは、それ自体として包括者ではなく、包括者の中に存在するものであり、包括者によって包み込まれているものである。

今日、精神病理学ではすべての単位やすべての全体性を見直そうという動きが見られる。疾患単位というものに疑問が投げかけられたことが、そのような動きの第一歩であった。さまざまな体質や生命体の単位というものも、やはり同じように疑問にさらされているのである。しかし、以前には認められていた何らかの全体としてのまとまりが崩れ去ってしまうとしたら、その代わりにいかなるものが登場してくるというのであろうか？ 心についての新たな要素、構成成分、根本因子、原子、遺伝子といったものを考えてみてもむだである。そのような要素を用いてあれこれ組み立ててみても全体に到達するということは不可能なのである。そのようにして現実に近づこうとしても、包括者の占める空間においてそれ以外の現実が現われることになる。包括者の占める空間を私たちが開明するとき、私たちは、私たちが何であるのか、私たちは何であることができるのかということの感触を自分の中に得るだろう。しかし、それはただ感触を得るのであって、知るということとは異なる。このようなことを話題にすると、今述べたことを人間存在の分節の理論として利用できるのではないかというようなことを思う人がいるかもしれない。そのような錯覚に陥らないように気をつけながら、今から、私たちがそれであるところの包括者の対象なき痕跡を簡潔に描いてみることにしよう＊二〇。その描写は、私たちが自らを見い出すさまざまな空間の多様性に従ってなされることになる。

世界という包括者と超越《トランスツェンデンツ》という包括者は、私たちが存在しなくとも、現実性を有している（世界に関して言うと、カントが理解しているように、世界は対象ではなく観念であり、私たちが認識するものは世界の中に存在するが世界そのものではない）。このような包括者において人間は、自分と関係なく現実としてあるような存在に出くわすことになる。しかしこのときその人は、その存在それ自体を知っているわけではなく、その存在は、その人の意識一般が主客分離している状態においてその人に対して出現し、その人に語りかけるのである。同じ包括者であっても、私たち自身がそれであるところの包括者は、次に述べるようにまた別の意味を持っている。

1　私たちは現存在としてある。すなわち、私たちは、生命あるすべてのものと同様に、一つの世界の中で生きているものである。包括者としての生命存在は、生の産出物において対象となる。

生の産出物とはたとえば、すべての生物における身体の形態、生理学的機能、遺伝的な基礎を持つ身体形成機序などであるが、人間の場合にはこれに加えて、道具、行為、作品などのことである。しかし、生命そのものはこうした産出物に解消されてしまうわけではない。生命には、そのように解消はされない包括者としてのあり方が必ず残るのである。その包括者としてのあり方から、今挙げたようなすべてのものが現われ出てくるのである。人間の現存在は、包括者としての次に示す二つのあり方が、その現存在に浸透し、現存在によって担われ、あるいは現存在に資するように強いられるといったことを通じて、現象を全うすることになる。

2　私たちは意識一般としてある。すなわち、私たちは普遍妥当的なものごとに関与している。普遍妥当的なものごととは、存在が主体と客体へと分裂する中で、さまざまな客観的なものごとを主観に向けられた形に変えて、私たちに知りうるようにしてくれるもののことである。この意識一般へと入り込んでくるもののみが、私たちに対しての存在《ザイン・フューア・ウンス》としてある。このような意味において私たちは、存在するすべてのものが対象という形で思念され、知られ、認識され、触知され、聴取されることが可能であるような包括者としてあるのである。

---

＊二　以下の私の講演においてこれに関する若干の考究をおこなった。「理性と実存」Vernunft und Existenz. Groningen 1935.「実存哲学」Existenzphilosophie. Berlin 1938. この問題に関するさらに詳しい議論は、まだ印刷されてはいない「哲学的論理学」Philosophische Logik. の中でもおこなっている。

3　私たちは精神としてある。すなわち、私たちは、私たちの中の、あるいは私たちが生み出したものや、おこなったことや、考え出したものの中の、了解可能な諸関連の全体としてある。この全体は、諸観念によって導かれて常に変化するのである。

私たちがそれであるところの包括者の三つのあり方を以上に挙げた。これらの三つのあり方は互いに強く結びついていて切り離せないが、しかしこれらは同時に生じるものではなく、互いに互いを抑えているのである。それらは、私たちが純粋な内在《イマネンツ》として存在するあり方の三つの様式である。このようにして存在する包括者としての私たちが客観化および主観化を受けることによって、私たちは生物学や心理学の研究の対象として経験的に適合するようなしかたで現象するようになる。しかし私たちは、ただそれだけの存在ではない。というのも、私たちは、経験的客観的なものとして観察可能となる現存在、意識一般、および精神の三つをさらに越えるところにある一つの根源に由来するからである。言い換えるなら、私たちは可能的な実存として、そしてまた本来的な理性として生きているからである。私たちの本質をなすこの根源は、いかなる経験的研究によっても捉えることができない。ただ哲学的な自己開明において明らかになるものなのである。この根源がその存在を知らせるのは次のようなときである。〔1〕人が自分について感じる不十分さにおいて。人間において、まさにそのような不十分さは、彼の現存在に対しても、彼の知に対しても、彼の精神世界に対しても、似つかわしくないものなのである。〔2〕無制約なるものにおいて。人はこの無制約者《ダス・ウンベディンクテ》に従っているものである。無制約者は、彼の本来の自己存在であるか、あるいは、自己存在に対して了解や納得できるような形で述べられたことがらであるかのどちらかである。いずれにしても、そのようなものとしての制約無きものに人は身を任せている。〔3〕単一なるものへの抑えがたい衝動において。人間は、包括者というあり方そのものにおいて満足してはいない。すべてが一緒になっている状態に満足していないのである。人間は、基本的に、単一のものに向かって突き進むものである――ただそれだけが存在そのものであり、それだけが永遠であるような単一のものに向かって。〔4〕把捉しえない記憶想起の意識において。このような記憶とは、天地創造の最初から自分が存在してきたかのような感覚、「創造に共に携わった者」であるかのような感覚（シェリング）、あらゆる世界存在に先立って何かを見たことを思い出せるかのような感覚（プラトン）のことである。〔5〕不死であるという意識において。これは、別の姿でさらに生き続けるといった意味での不死ではなく、時間を滅却して永遠に護られているという意味での不死のことである。これは、その人にとって、いつまでも絶えず作用しつづける道程であるように見えるだろう。

（d）**人間は完成しえないものであるということ。**哲学的開明においても、人間存在を一義的に描き出すということは、決してうまくいくものではない。むしろ、超越することを通じて包括者に気づくという過程において、人間は複数の根源の中に自らを示すものである。だからこそ人間は、自分がそうではないところの単一の存在、自分が所有しない単一の存在への衝動を持ち続けるのである。このことは、人間は完成したものでないということ、あるいは人間が不完全なものであるということと等しい。この不完全さは、別の根源からの補完を要請する。すなわち、人間存在のさまざまな包括的な根源のすべてと異なり、根拠のある、完成へ導いてくれるような別の根源からの補完を要請するのである。しかしこの要請は、結局のところ、うまくいくものではない。先走った錯覚によってうまくいくかのように見えても、実はそうではない。実際のところ、この要請の実現は、何らかの信仰によってしか可能ではない。それは、何も持たず、何も見ずに、何かを信じるということである。つまり、自分が愛し敬う人たちの信仰の伝統に従ってそれを信じるのである。

人間は包括者としてあり、そのあり方のそれぞれにおいて無限の可能性が存在し、そのあり方自体も多様であるということから、私たちは人間存在が未決定の（開かれた）ものであるということを理解する。未決定であるということは、完成しえないものであるということと同じである。人間の本質が明らかになるのは、その本質を対象として描き出そうとすることによってではなく、このような見通すことのできない複雑な人間の可能性、人間のなす不可避的な闘い、あるいは単純化や還元を拒む複雑さといったものにおいてなのである。

1　未決定の可能性としての人間。人間は「固定されることのない動物」である（ニーチェ）。つまり、人間以外の動物は、前もって決められた道筋においてその生を全うするのであり、世代によって道筋が異なるようなことはなく、一様にその道を歩むのである。動物たちは、種によって異なる形のそれぞれの生を、その通りに生きている。しかし人間は、このように生きなければならないといったような決定された道筋を歩むように強いられているわけではない。人間の生は、固まってはおらず、あらかじめ想定できないような変転を経ることもありうる。動物は、それぞれの現存在において確実な生を営み、すべてを支配する本能に導かれるままにただ生きている。これと比べて人間は自分の中に不確実なところを持つ。人間は、絶対に従わなければならないような生き方が定まっているわけではないので、人生の中でさまざまな好機と危険に遭遇し、道を誤ることもあり、動物のように本能に従うようなことはあまりない。自然に従っていないという意味では、病んでいるとも言えるだろう。ともあれ人間は、自由の中で自らおこなうべき選択へと委ねられているのである。

次のように言ってもよい。大昔からすべての動物は特殊化された高度な能力を有していて、そのために袋小路に入り込み、あるいは言わば、座礁して身動きがとれなくなってしまった。ところが人間は、あらゆる可能性をそのまま保持することができた。あたかもそのように見えるのである。だからこそ、「人はすべてだ」などと言うことができるのである（アリストテレスは「心は、言わば、すべてである」と書いた）。人間においては、その出自たる深い源から発するものが、なお残存しているのかもしれない。今でも残っているこの柔軟さのために人間が未完成であるとするなら、未完成であることによってまさに未来を内包するのだとも言える。人間は、それが何のためにということは知らないにせよ、自らの根本においてなお固定されていない能力を備えており、いろいろな可能性を先取りしてみたり、自分の進む道を、真正な目標、あるいは空想や夢想に満ちた目標によって照らし出してみたりすることができる。

人間はその可能性においてすべてを包括する存在であるから、人間の本質を決定するということはできない。人間を一つの公約数に還元するようなこともできない。人間は、他の動物のように特殊化された能力に従って生きているわけではないからである。人間は一つの類の下に包摂されてしまうようなものでもない。人間は、それ自身と並ぶような他の類を持っていないからである。

人間が、何らかの規定を受けた存在になるのだとしたら、そのように規定された存在としての人間はもはや完全なる人間ではないということになる。規定された存在としての人間というものは、あたかも、何らかの試みをおこなってはいるが、そこから引き返すこともできるという状態にあるかのようである。というのも、人間の本質からすれば、どんな可能性も残っているはずだからである。もちろん、自分のやっていることの見返りを得て自分のやっていることと同一化してしまうような人たちのことを考えれば、そうではないと言うこともできるだろう。しかし世代を重ねて生きている生物としての人間を考えれば、そうであると言えるのである。

2　自分自身と闘うものとしての人間。人間は、すでにはっきりと定められた軌道に沿って一心に進んで行くような存在ではない。そのことは、人間が自分自身と闘争の状態にあるということからも明らかになる。この闘争は、すべての生物において常に遂行されているような不可避的な対立解消といったものではないし、必要でもあり、またそれ自体了解しうるものでもあるような精神の弁証法的な動きといったものでもない。それは、人間の根源そのものから生じる根本的な闘争なのである。人間の闘争のさまざまな形は、一つの階梯を成していて、下にはすべての生物において見られるような闘争の段階があり、上では本来の人間的な闘争の段階にまでつながっている。

（aa）人間を生命として見ると、人間は素因と環界、質料と形相、内部と外部の間の緊張関係のうちに存在している。

（bb）人間を社会の中の存在として見ると、個人の意志と集団の意志の間の緊張関係のうちに存在しており、またその集団の意志は、生物種としての人間の意志と個々の社会の意志との緊張関係のうちに存在している。

（cc）人間を思考として見ると、人間は主観と客観、自己と事象の間の緊張関係のうちに存在しており、さらにはさまざまな不可避的な二律背反のうちに存在する。このさまざまな二律背反において悟性は役に立たない。

（dd）人間を精神として見ると、人間は、対立を通じて向上しようとする動きの中にある。矛盾は人間の創造的な動きを鼓舞する。体験や経験や思考に生じたいかなる矛盾もそうした役割を果たす。精神としての人間の現象が否定的な方向に完全に支配されるような場合も、それは破壊ではなく、発展的生成による克服と総合を実現する形式なのである。

（ee）生命、思考、精神としての人間は計画をするものであり、意識的にものごとを秩序づけ、自らを律する。人間の意志は、人間をして、周囲と自分自身をつくりかえて、そこから自分の望むものをつくりあげるということをなさしめる。意志は、常に抵抗に会い、抵抗と闘っているが、意志がただの形式に陥ってしまい、根源にあった本来の生命を絶やしてしまうような場合には、破壊的な働きをしていることになる。つまりこれは形だけの意志なのである。意志が包括的な内実の実現に関わっているような場合、その意志は、この実現の闘いにおいて際立った働きをしている人の中に具現するのである。これはまさに大いなる意志だということになる。

(ff) 世界においても、人間にとっても、あらゆる可能性が総合されるというようなことは起こらない。むしろ、何かが本当に実現されるというときには、必ずどこかで何らかの決断がなされているものである。そうした決断は、何かを選択することであるから、何かを排除することにもなる。また、決断はその人間をしてその決心において無制約（無条件）であることを強いる。こうした真剣な決断と比べれば、これ以外の闘いなどはただの見せかけにすぎず、動物たちが生き生きと戯れているのと同様だと言ってもよいだろう。人間が、ある決断をなし、その人の本質的なあり方にまでおよぶその決定に彼が従っているとするなら、このとき彼ははじめて本来的な意味で——すなわち実存的に——人間であるということになる。

(gg) 決断の自己開明は、意識一般と精神を媒介として、思考におけるさまざまな反定立《アンティテーゼ》という形で表明されることになるかもしれない。しかし、決断への道は、どちらも採用可能な二つの同等の可能性から一つを選択するといったものではない。ここで選択するということは、「すでに選んでしまっている《ショーン・ゲヴァエールト・ハーベン》」ということでもある。反定立といった言い方は、ただ解釈の助けとして使われているにすぎないのである。そうであってみればなおさらのこと、決断の道は、可能な選択肢の反定立の間での均衡をとるような総合《ジュンテーゼ》などではないし、全体としての調停や宥和などといったものでもない。それは、他との闘争において自分の地歩を得るということなのである。この決断の道は、具体的な歴史なのであり、この歴史の根拠と目標は、対立などというものの中にはなく、その前と後にあると言うべきである。歴史は、自らを解釈しやすくしようとして、そうした対立の間で存在を分割してみせるのだが、それはただ一時的なことなのである。

実存的な次元でのそのような反定立とは、信仰するか信仰しないか、帰依するか反抗するか、昼の法に従うか夜の激情に従うか*三、生の意志か死の衝動か、といったことにある。

決断においては、そのつど善と悪、真と偽という対立が絶対的なものと見なされる。限られた時間ということが意識される現実の中では、このような対立は確かに、疑いようがなく絶対である（こうした対立は、本来、無制約なもの〔無制約者〕の表出であるからである）。ところが、こうした対立を、存在そのものにおける絶対の究極のものと見るのではなく、時間の中に生きる存在としての人間にとっての究極のものにすぎないと見ることもできる。そのような時間の中の存在としての人間は、彼の限界にあって次のような場所を感じとり、内面的に次のような場所にまで達することがありうる。それは、限られた時間の中で生起する現象世界の中で彼を無制約（無条件）の決心――言い換えれば、時間における永遠の存在の象徴、永遠の存在の保証――へともたらしたものがもはや消えてしまっているような場所である。

---

*三 詳しくは私の『哲学』第三巻 Philosophie. Bd. III. を参照。

3　人間の有限性、およびその有限性の自己開明。人間はいかなる場合でも自己のみによって存在しているのではない。人間は自分以外の他のものに頼っている。現存在としての人間は、自分の周囲の世界と自分の来歴に依拠する。認識においては人間は、ものごとをよく見るということが必要となる。そのような直観は人間に対して必ず他によって与えられるものである（そのような外界の直観を欠くただの思考は、どうしても空虚なものである）。自分の人間存在の実現において人間は、限られた時間、限られた力、あるいはさまざまな抵抗によって拘束される。人間は、有限なものを捉えることで現実に関わらなければならない。そのようにして人間は、特殊な存在にならざるを得ず、完全な存在となることは決してない。人間が、さまざまな前提条件を準備して、新たな何かを始めようというときには、その生活から立ち去らなければならない。しかし自分の自己存在をつくるということは自己自身でなしうることではない。何らかのものを自分に与えてもらわなければならない。どこから与えられるということは知らないのだとしても、与えてもらうしかないのである。人間の最も深いところにある自由は、人間自身によって存在するものではない。むしろその自由においてはじめて人間は超越というものを知り、この超越を通じて人間は世界において自由な存在であることを知ることができる。人間は、何らかの他のものを捉えることによってしか、自分を際立たせることができない。人間は、何らかの他のものを考え認識することによってしか、自分自身を認識することができない。人間は、何らかの他のものを、すなわち超越を信じることによってしか、自分自身を信じることができない。したがって人間のあり方は、その人が何を知っており、何を信じているかによって決まるのである。

　しかし、人間は有限な存在であるというだけではなく、自分が有限な存在であるということについて知っている存在でもある。有限な存在であるというあり方として自分が存在することに人間は満足していない。ものごとをより明確に知れば知るほど、より深く体験すればするほど、人間は有限性を経験することになり、また自分の存在と行為のあらゆるあり方において根本的な不足があることを経験することになる。自分以外のあらゆる有限な事物も――そのすべてをまとめたものが世界ということになるのだが――やはりそれだけでは人間を満足させるわけではない。すべての世界存在は、どうしても人間に不満を残すものである。たとえ人間が、世界存在によって深く感銘を受けたり、世界存在に熱心に関与したりする場合であっても、そうした不満はやはり残るものである。

　人間がこの有限性をどこでも常に感じているということ、いかなる有限なるものも人間を満足させないということ、この二つのことは、人間のあり方に潜んでいる可能性を示すものでもある。人間は、自分の存在の根源として、有限性に彩られた根源を持っているだけなのではなく、それとはまた別の根源を持っているはずなのである。人間のうちに、人間には知り得ぬものがあるという前もっての知が無いのだとしたら、人間が何かを探すということもないはずである。そして人間は確かに、存在それ自体を探し、無限なるものを探し、他なるものを探しているのである。そうであるという事実だけが、人間に満足を与えることができるのである。

　世界存在というものもそうした満足を与えることができるかもしれない。それは、有限な現象の中に無限な存在を見てとることができるという場合である。こうしたとき人間は、世界の経験や自然との交流に深い充足を覚えるだろう。また自然の暗号文字《シフレシュリフト》を読み解くことに充足を覚え、宇宙のうちへと認識を拡大していくことに、あるいはものごとがそうあるというそのあり方に気づくということにさえ、深い充足を覚えるかもしれない。私たちの意識にとって何かが存在するためにはそれが私たちに現象するということが条件となることは誰でもわかることではあるが、仮にそうであるとしても、私（自我）というものが存在しなくても世界は存在しているのである。

存在の確実さを超越的方向に求めるのであれば、その人にとって、神が存在するという内容の命題が、どのような形をとるにせよ、受け入れるべきものとなる。人間はさまざまな表象を通じて神の存在に迫ろうとしてきたのであるが、宗教の歴史というものはまさにそのような表象の歴史であると言ってよいかもしれない。私たちが学び知ることができるものといえば、そのような表象だけなのかもしれない。だが人間は、人間が自分の表象によって神をつくりだしたわけではないということを知っている。すなわち、神が存在するということがあくまで最初にあるのだということを、人間は自ら知っているのである。いかなる挫折の状況にあっても人間にとっては神が存在するということだけで十分だった（イエレミアの逆境においてもそうであった）。人間の有限性は、神の存在へのこうした信仰によって、人間に耐えられるものとなるのである。

これとは逆に、人間は神によって創造されたがその神を創ったのは人間だというような自己完結的な誤った弁証法に陥ってしまうと、人間の自己意識は失われてしまうだろう。これによって、私たちは内在の循環にはまりこみ、そこでは人間がすべてであるという誤った命題が浮上することになるのである。

４　有限なるものの中にある無限なるものについて、および、人間のあらゆる有限性は挫折するということについて。人間において、有限なるものであるという意識は、あらゆる有限性を突き破ろうとする動きを常に促すことになる。しかし、人間のなすあらゆる歩みにおいて、有限性は取り除けるものではない。人間が現実に何かをなすためには、有限なるものを意志し、有限なるものを捉えるしかない。だが、あらゆる有限性は人間にとって誤ったものでもあるから、人間は有限性にしがみつくこともできず、有限性を通り抜けて行くしかない。確かに人間は、個々のあらゆる有限なるものから身を遠ざけて生きていくこともできるだろう。このことは人間の無限性の形式的標識ともなっている。しかし、人間は決然としてそのつど何らかの有限なるもののうちにとどまらなければならないものである（ここで言う有限なるものとは、人間の決心によって燃え立っているようなものであり、したがって有限という以上のものになっているのだが）。このことは人間の有限性の標識であり、そのような有限の存在としてのみ人間は時間の中において自分の実存を実現できるのである。

人間はこうして二重性の中に生きることになる。無限の可能性が人間の根本から彼に語りかけて、有限性のうちに溺れてしまうことを彼に禁じている。しかし他方で、無限の可能性は彼に次のように要求するのである。その要求とは、有限なるものにおいて彼の決心によって実行されている、具体的な形を持つものごとを、時間の中において無制約の同一化を果たしつつ、堅持していくという要求である。

人間が、彼の世界、彼の行為、彼の思考、彼の有限性と一体のものとなるなどということは、その有限なるものが変質するということが同時に起こらない限り、ありえないことである。ところが人間が有限性に拘束されたままであるということからすると、論理的帰結として、人間においてすべての有限性それ自体は挫折するにちがいないということになる。このことについて以下に例を挙げていくことにする。

（aa）宗教的信仰および哲学的信念の内容。人間は、自分の存在が束縛されたものであることを、ただ表象や思考を通じてのみ了解することができる。しかし、自分の表象や思考の内容として人間の保持しているものが何であるにせよ、そうした内容は、あくまで表象や思考の内容であって、存在ではない。人間が信じていることは、そうした思考や表象が進んで行く道程において、次第に彼に明らかになってくるものであるはずである。こうした思考や表象が存在しないとするなら、人間は無の中に没してしまうのである。しかしまた、すべての思考や表象は、人間にとって永続するものではなく、いつか必ず崩れてしまうものである。というのも、思考や表象は人間を欺くものであるからである。

したがって、宗教的信仰というものは、感覚として捕捉できるような（感性的な）拠り所や教義としての明確な主張を持たずに存在することはできない。そうした具体的な拠り所や主張を真のもの、現実のものとして生きているのでなければ、その人は信じていることにはならない。すべてを単に象徴や解釈として受け入れるというだけでは、信仰しているというには不十分である。それらの象徴や解釈が、世界内の存在の単なる経験的な実在性に比べて、より強い現実性を帯び、それらこそが本来の現実であるということにならなければ、信仰していることにはならないのである。しかし、そうした感性的な拠り所や教義的主張が現実の中で固定化し硬直してしまい、あたかもそれらが経験的実在であるかのように見られるようになってしまうと、生き生きとした信仰は消え去り、欺瞞的な知がその代わりに生じるのである。信仰内容が有限な性格を帯びるということは不可避のことであるが、しかしまた、この有限性が、その有限性を超越するものにおいて止揚され、その結果として、有限なるものとしての信仰内容が崩れ去ることになるということもまた必然のことなのである。

宗教的信仰の場合と同様に、哲学的信念の表明は命題の形で遂行されることになる。であるとすれば、現実に形として表明される哲学は、人間の持つ無限の可能性をいくつかの有限の立場へと還元することだということになるだろう。したがって、プラトン以来の歴史に登場してきた哲学は、いずれも、立場の有限性を通じて自らを表明しているのである。しかしそのような哲学も、また哲学として、そのような有限性をはっきりと見越しており、あらゆる立場を越え出て行くような動きの中で有限性を突き抜けるのである。

(bb) 年齢と死。限りある生を持つ生き物としての人間は、誰もが逃れようもなく、成長、成熟、老化というそれぞれの時期を経て、ついには死へと至ることになる。しかし、この年齢の進行という現象は、人間においては、時間における自由さの過程を含むこともある。そのような場合、人間の一生は、一定の決まった円の周りをたどって行ってそれが完結する頃には意欲も萎えてやがて死んでいくというような経過をとるのではなく、もっと能動的なできごととなるのである。そのような人生は、生物学的過程に束縛されてはいるが、それ自体として完結するようなものではなく、著しい高齢にあってもなお進歩しているように見えるような人生である。老人は、生物学的にはどうしても衰えていくのだが、しかしその本質において「青年のようで」あることもできる。そうした老人は、新たに何かを始めつつあり、花を咲かせつつあり、希望を抱いており、耳を傾けている。有限な人間の生は、このような場合には、その無限性のゆえに、あたかも魂の浄化の過程のようになる。青年は創造しつつさまざまなことを感じ取り、かつ簡単に忘却していくものであり、大人は回想しつつ記憶を保持していくものであり、そして老人は可能な限り清浄無垢である。これらすべての年代は、さまざまなことを感じ取っていくための手段にすぎないとも言える。それらの年代は、積み重なっていくものであり、互いに取って代わるというものではない。すべての年代は、それらを超越するような一つのもの《アイン・アイネス》によって一つにまとめられている。一つの魂が歴史的に実現するということを通じて存在を感じ取るということ、それこそが生命というものである。その魂は、現実の中への最初の一歩を踏み出す時から危険にさらされ、道に迷っては、また元の道に戻ったりするものであり、徐々に明晰になり、深遠になり、迷いなく決然とした様子を備えるようになっていく。

この魂の実現という意味での生命は、年代の連なりの中に押し込められてしまうようなものではなく、それらの連なりをつかみ捉えるものを意識しながら、その連なりを実際に突き破って進んでいく。人間は、無限のうちにおける自分の有限とともにある。有限と無限の両者が生じている状態が持続することは決してなく、両者が出会うのは瞬間においてでしかない。次の瞬間には、有限な現象は消え去ってしまうことになる。したがって、人間のすべての行動と思考は、同時に、人間自身には把握できないもののために役立っているのであり、その把握できぬものにおいて作用し、その把握できぬものによって受け入れられ、また乗り越えられるのである。このことを私たちは運命とか摂理などと呼ぶのである。

この人間自身には把握できないもの、人間自身とは異なるものの正体を見抜くということを欲するのだとすれば、それは哲学の思い上がりというものである。この他者を、言わば自分の手中に収めるような道を求める——最初は、知識として、さらには計画や行動によってそれを捉えようとする——のも、やはり同様の思い上がりである。

人間は、世界存在であることおよび人間存在であることの徴候《スティグマ》を、すなわち自分が完結していないものであること、自分が完成しえないものであることを、哲学する《フィロゾフィーレン》ということをおこなうことによって自ら見てとることができる。しかし人間は、自分にとって常に無限なものであり続けるものを有限なものへと変えてしまうことはできない。人間は、無限の中にあり、有限性を自らに引き受けるのであるが、その状況において実存しつつ、必ず挫折するものであるからである。

## （e）この節で私たちの論じてきたことがらを簡潔にまとめておく。

I　人間存在についての諸原則。

1　人間は一つの動物種にとどまるものではない。かといって、純粋に精神的（霊的）な存在の一種だというわけでもない。そのような純粋な霊的存在を私たちは実際に知っているわけではない。以前には私たちは思考の上でそういったものを天使としてつくりあげていたのである。要するに人間は単に動物でもなく、単に天使のようなものでもなく、単一のものである。人間は、生物に属しており、天使に属している。いずれにも属しているが、いずれからも区別される。人間は特別な位置づけを持つ。人間が特別な位置づけを持つということは、神学や哲学において以前から言われていたのだが、実証主義の時代になってそれが疑われるようになった。人間は、その現存在のさまざまな現象において動物の範囲に達しており、その本質の根源において超越としての神性を帯びたものの範囲にも達している。この超越という特性によって人間は自分自身が自由のうちに与えられていることを知るのである。

2　人間は、私たちがそれであるところの包括者である。私たちがそれであるところの包括者とは、言い換えれば、現存在、意識一般、精神である。さらにまた理性および実存である。人間は、これらのさまざまな包括者のさまざまなあり方の単一性、統一性へと向かう道である。

3　人間は、未決定の（開かれた）可能性であり、完成していないものであり、完成しえないものである。したがって人間は、常に、自分自身によって実現してきたもの以上のものでもあり、自分自身によって実現してきたものと異なるものでもある。

4　人間は、特定の現象、行動、思考、象徴において自らを実現するが、これらの定まってしまった現われ方に対しては、すなわち自分自身が確定されてしまうその定められ方に対しては、常に背を向けるものでもある。固定された形を突き破るということがなくなってしまった人は、平均的なあり方への平準化された生活に陥り、人間存在に固有の道を歩むことをやめてしまう。

5　人間が高く飛翔しようとするとき、人間の内面において三つの種類の抵抗が生じる。〔1〕人間の内面の素材的なもの、すなわちさまざまな感情、状態、欲動や、人間に与えられているものの中で人間を抑え込もうとするもの。〔2〕存在しているものや、人間の感じるもの、人間の思考するもの、人間の欲するものが、すべて常に隠蔽や反転の過程にさらされること。〔3〕自己不在《ジッヒアウスブライベン》という空虚。――これらの抵抗に対して人間は闘う。素材としての人間は、自分に内的な作業を課す。すなわち、その素材に形を与えることであり、規律に従うこと、鍛練すること、習慣づけすることである。隠蔽や反転の過程に対して、人間は徹底的に照らし出すということで対抗する。自分の内的な明るさや明瞭さによって対抗するのである。空虚さに対して、人間は内的な行為によって自分をそこから振りほどこうとする。それはすなわち、何らかの決心をなし、どのような辛い時期にも常にそれに従っていくことであり、これによって自分自身の基盤を確立することになるのである。

Ⅱ　人間存在の認識の意味と可能性についての諸原則。

1　人間とは何かということは、三つの段階において示される。（a）世界に現われ出ている存在として人間は客観的に探究可能な面を持っており、その方向において人間は経験的現実として現われている。（b）包括者としてのさまざまなあり方において人間はその根源から開明される。（c）世界において何かを求めては、挫折している存在として、人間はその単一性において、自分がそもそもどこからやって来て、自分がどこへ向かって行くのかということを意識するようになる。これら三つの段階のうちの第一の段階（a）における人間だけが科学研究の対象となる。

2　経験的研究の目的のために、人間は理論的に構成され、人間はさまざまな因子、部分、要素、構成成分、機能単位、力といったものから成り立つと考えられることになる。こういった枠組みを超え出て、人間存在の哲学的開明が可能であり、そうした開明は、経験的研究の対象としての人間についてのそれぞれ個別な認識の一つの背景とはなりうるのであるが、そうした開明それ自体が認識となることはありえない。開明という形でなされた思考を対象に関わる認識として取り扱うようなことは、哲学の根本的誤解と言うべきであって、これは見せかけだけの科学においてよく起こることなのである。

3　私たちの認識にとって、存在それ自体といったものは世界の中のどこにも存在しないのであるが、しかし人間は自分自身についてははっきりとした確信を持っている。これに対して非生物の世界を対象とする認識は、原理的にあやふやなものであり、そのあやふやさは人間のついての心理学においても認められる（ただし、非生物の世界を相手にする場合の方が心理学の場合よりも、方法的に統一がとれており、体系的だとは言える）。これらと異なり、人間は自分についてはよくわかっている。その場合、自分自身について獲得した認識とは異なる次元で、自分についてわかっているのである。認識は必ず限界にぶつかるものであり、その限界において私たちにはそれ以上、もはやいかなることも把握できなくなるのである。しかし、私たち自身について認識する場合には、認識が限界にぶつかっても、その限界において別の根源から、知を伴わない現実としての何かが私たちにはわかるようになるのである。

4　人間を探究する場合に、私たちは、私たちと異なるものを傍観しているというだけのものではない。私たち自身が人間だからである。私たちが誰か他人を調べるというとき、私たちが調べている対象は、やはりまた私たち自身なのである。このとき、私たちが知ることは、何らかのことがらについての知であるばかりではない。私たちは、ただ私たち自身が人間であるということを通じて、ある種の知を獲得することもできるのである。認識する人の側にも、認識される人の側にも、認識可能なものの限界において、人間のそれ自体としての存在《ダス・アンジッヒザイン》が感知可能な形で現われてくる。

科学的な知と哲学的な開明との間の境界は、その対象がもはや心理学的に実在するものではなくなる地点にある。この地点までは、科学的な知の対象となるが、この地点より先においては、非対象的なものへの超越という媒体が開明されるべきだということになるのである。私たちに関連する例で言うならば、ここが了解心理学と実存開明の境界線なのである。

5　全体としての人間は決して認識の対象とはならない。人間存在の体系《ジュステーム》といったものは存在しない。私たちが人間をいかなる全体性において捉えたと感じたとしても、人間それ自体は私たちの手からすでに逃れてしまっている。

人間についてのあらゆる認識は、必ず特別な側面においてなされるものであり、人間のある一つの現実を示してはくれるが、人間の現実そのものを示してくれるわけではない。人間についての認識は、揺らいでおり、最終的なものではない。

6　人間は、常に、彼が自分について知っている以上のものであり、知り得る以上のものである。また、誰か他人が知っている以上のものである。

7　いかなる人間についても、そのすべてを見通すことはできない。いかなる人間についても最終的な総合的判断を下すということは不可能である。実際には、人間に関わる状況において、あるいは社会のためにということで、何らかの決定がなされなければならない場合がある。そのような場合の不可避的な判断は、その特定の状況において、あるいはそこに存在する力関係において、認めざるを得ないことであり、また何らかの責任においてなされるべきである。しかし、その判断がもっぱら知に基づいてなされたものだと考えることはできないのである。私は、一人の人間について、その最終的な損益を計算したりすることはできないし、その人がどのような人であるかということについて何か知っているからといってその人の最終的な評価を出したりすることもできないのである。一人の人間を客観的対象として見通すことができると思ったり、その人についてよく調べてよく知ることができればその人を全体として把握できると思ったりするのは、先入見の一つである。それゆえ、「精神疾患を持ついかなる人にも汲み尽くせないところがあり、謎めいたところがあるという意識を、見たところありふれた症例に接する場合であっても、私たちは常に失わずにいたいものである」[*四]。

*四　Z. Neur. 1, 568 (1910)

# 第三節　精神医学と哲学

（a）**科学とは何か。** 精神病理学は、それが科学であり続ける限りにおいて、純粋だと言える。しかし言うまでもなく明らかなことだが、すでに以前から精神病理学において、科学を装ってはいても、科学としての性格を持たないようなさまざまな議論や主張、要請、実践上の行動様式などが広く存在している。このありさまを目の前にして、精神科医はこう自問するだろう——科学とはいったい何なのか？

科学とは、普遍妥当的な認識であり、拘束力を持った認識である。科学は、自覚的に用いられかつ誰にでも追試できる方法に基礎づけられているものであり、常に個々の対象を扱うものである。科学が何らかの成果をあげたという場合には、その成果は変わることなくずっと続いていくはずである。それは単なる流行の仮説といったものではなく、普遍的で永続的な成果である。科学的に認識されるものごとは、例証または証明できなければならない。その場合そうした例証や証明は、少なくとものごとを把握することができるような悟性であれば、その正しさの持つ拘束力から逃れられないというあり方においてなされるものである。このように科学であるための要件はきわめて明確なのだが、次のような誤解があって、問題が複雑になってしまうのである。

1　概念的なわかりやすさだとか、論理的に一貫したやり方だとか、思考の明晰さだとかいったことがらだけで、科学たるに十分だとしてしまうのは誤っている。確かにそれらは、科学であるための必要条件ではあるが、それが満たされているとしても、それだけで本当の完全な科学がそこにあるというわけではない。なぜかと言えば、経験しうる事実という意味での客観性がそこにはまだ欠けているからである。単なる思考が、対象的内実を持った認識と混同されてしまうことによって、科学は空虚な思考の場へと変質し、際限なく可能なるものの中へと迷い込んでしまう。

2　科学と自然科学とを同一視してしまうのも誤りである。一部の精神科医は、自分たちの認識のあり方が自然科学的な特性を持っていることを強調している。だがそのような主張は、実は自然科学の特性が欠けているような精神医学の分野でなされやすいものである。たとえば、相貌に関する洞察、了解関連に関することがら、あるいは性格論などの領域で、彼らの認識が自然科学的なものだという主張がなされてしまうものなのである。自然科学が扱えるものは、まさに自然そのものに限られるのであり、精神医学について言えば、それは因果的に把握することができる身体現象に限られるのである。確かに自然科学は、精神病理学の基盤であり、精神病理学にとって欠かせない要素ではある。しかし、精神にかかわる諸科学もやはり同様に精神病理学にとって欠かせない要素なのである。このことによって、精神病理学はより科学的でなくなるわけではない。むしろ、より科学的だということになるのである。自然科学における意味だけでなく、他の科学における意味においても科学的だということになるからである。

科学はきわめて多様な姿をとるものである。方法が変われば、認識の対象や意味が異なってくる。一つの方法を別の方法と対決させたりすることは間違いである。ある方法にしかできないことを別の方法に要求することも間違っている。どの道筋を進むにしても、科学的な態度をとることはできるのである。つまり科学の方法は一つではない。科学的であるためには、科学であるための普遍的な基準さえ満たせばよいのである。すなわち、普遍妥当性、拘束力を持った洞察（証明ができるということ）、方法の明晰さ、意味のある討論が可能であること、という基準である。

（b）**精神病理学におけるさまざまなあり方**。私たちは本書のこれまでの各部、各章のあちこちで科学のいろいろな水準を渡り歩いてきた。科学によって記述可能な事実は何かという問題について、私たちは本書第一部の中の四つの章において答えを得た。つまりそこでは、それらの対象のそれぞれ異質なあり方を互いによく区別できるように努めたのである。続いて、発生的了解（第二部で記載）と因果的説明（第三部で記載）を区別することで了解心理学と自然科学との裂け目が示されることになった。さらに、さまざまな全体的なるものを把握すること（第四部で記載）によって、個々の特殊な対象的事実を新たな相互関連の中で捉えることができるようにさせてくれる考想や理念が明らかにされたのであった。

人間存在の全体を認識するためには、今述べたようなすべての方法に頼らなければならない。とはいえ人間存在の全体は、これらすべての方法を用いたとしても捉えきれるものではない。さまざまに存在する証明のしかたのうちの特定の種類のものだけを科学的だと固定的に考えるようなことをすると、精神病理学の可能性が狭まってしまうことになるだろう。科学の知りうることがらの範囲をある画一化された水準に押し込めてしまうようなことを目指してはならないのである。個々の方法によるいかなる道筋においても、科学的な特徴を持った認識を得ることが可能なのである。

## (c) 精神病理学における哲学。

それでは、以前からある伝統的な精神病理学においても今日の精神病理学においても数多く見られる科学的ではない論考というものはいったい何であり、どこへ位置づけたらよいのか？ そうした論考は、ここにはふさわしくないものとして消し去ってしまってよいのだろうか？ いや、決してそうではない。というのも、それらはある不可避的なことがらが表面に現われてきたものだからである。その不可避的なことがらとは、すべての実際の科学において哲学が影響を与えているということであり、哲学なき科学は実りがなく、「論理として正しい《リヒティヒ》」かもしれないが「真理と合致する《ヴァール》」ものではないということである。

精神科医の中にははっきりと次のように言う人もいるだろう――私は哲学のような面倒なものでわずらわしい思いをしたくない、あるいは、自分のやっている科学は哲学とは何の関わりもない、と。彼らがこういうことを言うことについてとがめることはできないのかもしれない。なぜなら、精神医学に限らず一般に科学的な見解の正しさというものは、哲学によって根拠づけされるわけでもないし、哲学によって反証を受けるわけでもないからである。そうであるとしても、哲学を度外視してしまうということになれば、精神医学にとってきわめてゆゆしきことになるだろう。何がゆゆしきことかと言えば、まず第一に、自分の中に何らかの哲学があることを明瞭に意識しない人においては、その哲学が知らず知らずのうちにその人の思考や言語に入り込んできて、その思考や言語を、科学として見ても哲学として見ても、不明瞭なものにしてしまうということである。第二には、諸科学の中でも精神病理学について特に当てはまることであるが、科学的な知というものは一様ではないのだから、知のさまざまなあり方を区別しなければならない。また、用いられた方法、述べられたことが妥当であるということの意味、さらには検証の基準といったことも明らかにしなければならない。これらのことをおこなうには哲学的な論理が必要になるはずなのである。第三には、知のあり方に秩序を与えて何らかの一つの全体へとまとめあげようとするとき、また、研究しうる個々の対象を私たちに見えるようにしてくれるような全体としての存在を明示しようとするとき、私たちは哲学的考想を導きにするしかない。第四に、心理学的了解（これは経験的研究の手段である）と哲学的実存開明《エアヘルング》（これは自由への訴えかけの手段であり、超越を呼び招く手段である）とがどのような相互関係にあるのかを明らかにすることを通じてのみ、純粋な科学としての精神病理学が成立しうる。そしてこのような純粋な科学としての精神病理学は、それにとって可能な最大の領域をすべて覆いながら、かつその限界をはみ出すようなことはないだろう。第五に、自身の運命の中にある人間存在は、形而上学的解釈の媒体であり、実存を感知せしめ、超越の暗号文字《シフレシュリフト》を解読せしめるものである。こうしたことについて語ることは、哲学的に見れば、人間にとってきわめて深遠な意義を持ちうることなのである。しかしそうしたことは、決して証明可能なことではなく、それをどのように語ろうとするにしても、それはいかなる科学にとっても異質なことがらなのであって、したがってそうしたことを精神病理学において語ろうとすることは、科学としての精神病理学を不純なものにしてしまうのである。第六に、人間と関わる実践の場では——ということは精神療法においてももちろんそうであるが——科学的な知以外のものも必要となる。医師の内面的な態度は、医師であるその人の自己開明がどのようになされ、またどの程度までなされているのかということによって決まり、その人の交わり《コムニカツィオーン》の意志がどの程度の力と明確さを備えているかということによって決まり、さらには、その人を他の人間と結びつけるような内実豊かな主導的な信仰が実体としてそこに現われているかどうかということによって決まるのである。

このようなわけで哲学というものは、すべての知が成立し、かつその限界を守るような空間をつくりだしているのであり、そこにおいてすべての知は、それ自身が存続し、かつ実践に役立つようなものとなれるような基盤を、すなわちそれ自身の内実や意義を、獲得することになるのである。

精神病理学者は、哲学がつくりだすこのような空間を確保するために、またそれによって自分の基盤を獲得するために、さまざまな絶対化の主張に抵抗しなければならない。そうした絶対化の主張は、さまざまな研究方法のうちのどれか一つだけが唯一妥当なものであり、さまざまな対象のうちの一つの側面だけが本来のあり方であるということを人々に示そうとするものである。だからたとえば精神病理学者は、生物学主義や機械主義や技術主義に反対して発生的了解を支持しなければならないが、しかしそれらの主義も、それらがふさわしい場所においては妥当性を持っているということは容認しなければならないのである。しかしまた精神病理学者は、科学的な知そのものを全体として絶対化するような議論に対しても抵抗しなければならない。そうでなければ、根源的なるものへの意識と、根源的なるものが作用するという可能性とを保っておくことができなくなってしまうからである。臨床の実践が意味を獲得できるのは、まさにそのような根源的なるものからなのである。しかもその際に、精神病理学者は、常に混同を避けて明瞭な区別を求める立場を支持し、ものごとを分離するよりは総合することを求める立場を支持するのである。精神病理学者は、科学と哲学との混同には常に反対し、医師と（宗教的な）救いや癒しをもたらす人《ハイラント》との混同にも常に反対するのである。しかし、精神病理学者は、それらを区別すべきだと主張するとはいえ、それらの一方を他方から分離することだけをただ強調するようなやり方にはやはり反対するのである。

以上のことをまとめておく。哲学はつまらないものだから、無視して脇においておけばよいと考える人は、やがて、解しがたい形で哲学に支配されることになるだろう。こうして、精神病理学の研究の中にあのように大量の悪しき哲学が発生してしまうことになるのである。哲学をよく知り、実際にそれを自由自在に使える人だけが、科学を純粋なものに保ち、しかもまた「哲学する《フィロゾフィーレン》（知を愛する）」という形で表現へともたらされる人間の生との関連のうちにとどめておくことができるのである。

**（d）哲学的な基本的立場。** 哲学的によく考えてみるということの出発点は、一つには、経験的なことがらの中で認識に対して示されるさまざまな根本的な謎であった（第一節）のだが、それと並ぶもう一つの出発点は、実践において存在する解決しえないさまざまなことがらである（第五節）。このような解決しえないことがらに対して開かれているということは、実直であることによって要請されることがらでもあり、また哲学するということの根源をなしていることがらでもある。逆に言えば、すべてのものは秩序の中にあり、認識可能であり、想定可能であるといったことを当然の前提だと見なしたり、あるいはそうでないにしても、すべてを正しく整理することが少なくとも原理的には可能になるかもしれないだとか、私たちの認識が進んでいけば可能になるかもしれないなどと見なしたりすることは、「哲学が無い《ウンフィロゾフィー》（知を愛さぬ状態）」ということの表れであるだけでなく、一貫した科学的批判が欠如しているということの表れでもある。

哲学するということがいかにして達成されるかということを、精神病理学そのものの中で示すことはできない。いくつかの基本的立場だけを私はもう一度指摘しておくことにしたい。それらの意味することから言って、それらは、経験的あるいは数学的な意味で科学的に証明できるものではない。しかしそれらは、哲学するということの中でも、あくまで形式的なことがらにとどまり、したがって普遍妥当的な証拠に到達できるような領域に属することがらである。そのような根拠をここで詳しく述べることはせず、基本的な立場（基本命題）そのものだけを提示しておく。

1　存在それ自体というものは、対象化可能というあり方においては決して適切かつ十分に捉えることはできない。それは、それぞれにおいて対象化できない包括者なのであり、この包括者の中から対象は主体と客体の分裂の中で意識に対して歩み出てくるのである。

2　科学は、対象化可能なものごとだけを扱うことができる。哲学は、対象化可能な思考内容において遂行されるが、しかしその思考内容は、そうした対象物を対象物としてそのまま思念するようなものではなく、超越しつつ包括者に気づくような思考内容である。

3　包括者は、私がそれであるところの包括者として（すなわち、現存在として、意識一般として、精神として、理性および実存として）あり、あるいは、全体における存在がそれであるところの包括者として（すなわち、世界および神として）ある。

4　諸科学は、それらの認識を通じて超越的な思考の跳び板を提供する。最も完成された科学的な知の中で、はじめて本来の無知が経験され、その無知の中で、哲学に特異的な諸方法によって超越という営みが遂行される。しかし諸科学は、知りうることがらによって存在それ自体を隠蔽する傾向を持ってもいる。諸科学は次のような傾向も有する。すなわち、私たちを表舞台に引きとめ、私たちを無際限のことがらのうちに引きとめる傾向、有限の洞察を絶対化して、存在それ自体の認識を達成したかのように誤解させてしまう傾向、私たちが本質的なものを忘れてしまうようにする傾向、現象や体験、想像物や観念に対する自由な見方を、合理的に規定されることがらによって狭めてしまう傾向、多くのことを学んだり知ったりした結果として、ものごとを固定的に捉えるようになって、ついに私たちの心が麻痺してしまうように導く傾向。しかし次のように嘆くのは誤っている。たとえば、私たちはあまりに多くのことを知りすぎた、知識が私たちを支配するようになってしまった、誰もその知の全体を捉えられなくなってしまった、生が知によって麻痺させられてしまう、などという嘆きである。これらのことがらは、必ずそうなるというものではなく、むしろ科学の誤解あるいは科学の脱線によって起こることがらなのである。

5　私たちの認識の根本的な誤りは、哲学的な思考内容が、いつしか何かについての対象知（対象化可能な知）に置き換わってしまうというところにある。こうしたすり替わりは、すべての日常的思考の中でも、科学の中でも起こっている。そのようなすり替わりの一つは、実存の開明という営みが心理学的に知るという営みへといつのまにかすり替えられてしまうこと、あるいは、自由というものが経験的に実在する一つの因子へとすり替えられてしまうことである。それは、全体としての人間存在を誤った形で主題化しているということでもある。というのも、全体としての人間存在は、常に、私たちがそれであるところの包括者でありつづけるのであり、それは、認識内容となるような全体性の中でそれを最も広範に捉えようとしても、対象や図像と化したものの背後に逃れて、隠されているからである。私たちは包括者を、意図せぬままに何かの対象のごとく事象や因果、実体や力といった範疇において考えるようなことをおこなってはならないのである。仮に大雑把な話の中でそういう言葉をまず使うことがあるにしても、そういう言葉は間をおかずに撤回しなければならない。

（e）**哲学的錯綜。**そうとは気づかぬままに哲学に支配されてしまうということによって、科学的な知の中にも、思考をおこなう人の内的な態度の中にも、錯綜が生じる。こうした錯綜は際限なくさまざまであり、すべてを挙げるわけにはいかないので、いくつか例をとりあげて述べておく。

1　哲学的に超越する（それは、存在に気づくということに至る思弁的な超越という行い、実存を開明するという行い、超越を呼び招くという行いのいずれかでありうる）という思考内容が、対象化可能な思念へと、言い換えれば、対象化可能な指示だとか、指定されるもの、あるいは意志によって目指されるようなものへとすり替わってしまうということがもし起こるとどうなるか。そのような場合には、生というものについての矛盾を含むさまざまな思考内容は、平板さに彩られたただの詭弁になってしまうだろう。また実存開明は、歪んだ自己中心性の中での心理学的自己観察になってしまうだろう。超越をおこないつつ解読されるべき存在の暗号は、具体的に利用できる迷信の対象になってしまうだろう。永遠というものについて哲学が考え出してきたことがらも、時間と歴史を否定した根拠のないことがらだということになってしまうだろう。いずれにせよ、真に超越するということは、対象として意味を持っているものごとから超越的なるものへと飛翔するということの中で起こるものであり、これとは逆に、真でないことがらは、知の有限な対象を絶対的なものとしてしまうという墜落や、有限なるものの際限の無さの中で思考内容を巡らせるという墜落の中で起こるのである。

精神病理学においては、全体としての知を無理強いしようとするような知的運動が起こってくることが過去にしばしばあった。そうした運動は、心の最も奥に潜む力を捉え、現象の背後にある根本のところにまで到達するというような雄大な企てだと称している。こうした企ては、理論《テオリーエン》と呼ばれてもいる。それらは、個々の理論構築として見れば、説明における限られた範囲で有効な補助手段であり、それぞれ独自な価値を主張するような全体観として捉えれば、実際のところは哲学だとも言うべきものである。こうした運動や理論は、過去一世紀の時代の実証主義的な傾向に応じて、外見上、自然科学と心理学の装いをとっている。それらは総じて次のような態度に陥っていくことになるのであった。すなわち、現実のことがらすべてを解釈できるのだと主張するまでに強固な構築をつくりあげ、自らにとってかわる選択肢を選ぶ道を閉ざしてしまうのである。こうしてそれらの理論は、証明も反証もできないものとなってしまう。こうした方法をとる者には次のようなことが起こってくるものである。第一に、常に同様のものが際限なく繰り返されること（同語反復《タウトロギー》）である。第二には、根拠づけの循環（循環論法《シルクルス・ヴィティオーズス》）である。第三には、理論の基盤がそのつど恣意的に決められるという問題、すなわち今目の前にある事例に応じて、普遍的な諸原理の中の都合のよいものを持ち出して自分を正当化するという問題である。ここで私たちは奇妙なことに気づくことになる。このような論理形式は、それ自体として科学にふさわしいものではありえない。なぜなら、そのような論理は誤りだからである。しかし、そのような形式は、哲学的真理を述べるのに意識的に用いられるやり方でもありうる。このような論理形式において述べられることは、科学的証明の及ぶ範囲にはないのであるから、このような形式に固有な真理というものが存在するのだとすれば、その真理の基準は（科学における真理の基準があるところとは）どこか別のところにあるはずである。こういった論理形式は、それらが真理であるまさにその場において、それ自身が対象化可能な認識であるとか拘束力を持った知であるとかいったことを主張することは決してない。これらの論理形式は、それらの形式において了解される人間存在を通じて真理であるとわかるものである。これらの論理形式は、循環の中において表現されるような内実を通じて自らの特徴を際立たせるものである（偉大な哲学というものはどれも、思考の道筋としては、ある種の循環である。しかしまた逆に、憂うべき哲学もまたすべてそうなのである。一例を挙げれば、唯物論的な哲学もそうである。そのことは、現象としての世界は脳のつくりだしたものである、しかるに脳は世界の一部である、ゆえに脳は自分自身をつくりだしている、といった議論を見ればわかる）。これらの論理形式は、その真理の基盤を創造的歩みのうちに持っており、その一つ一つの歩みは際限無さを打ち破って、歴史的具体性を備えた今目の前にある存在の、その現在性へと向かって行くのである。

（f）**認識を装った世界観**。自分たちの学説を信仰運動へと変質させ、自分たちの学派を一種の宗派のように変えてしまうという誘惑に負けてしまうのは、多くの場合、精神科医よりもむしろ精神療法家（心理療法家）の人たちである。もちろん、高名な精神療法家の中には、完全に独立で自由な人たちもいる。しかし、多くの精神療法家にとっては寄り合うことが欲求になっている。というのも、彼らが客観的な権威といったものを得ようとするなら、そのような集団から与えてもらうしかないからである。その権威の名において彼らは行動するのであり、その名によって彼らは自分たちが絶対的な知を手にしていると感じ、他の宗派に対する優越性を感じてもいるのである。過去における有名な例は、あのフロイトという人であり、またフロイトにより設立され、率いられていた運動である。

私は一九一九年にこの運動の特徴を記したことがある。精神分析の中には真正さと真実へ向かおうとする情熱《パトス》が存在しているということから、多くの人たちは一つの世界観としてフロイトの考えを受けとめた。しかしこのような情熱は、自己を開き示した偉大な人たち（ニーチェ、キルケゴール）においてさらに深く、さらに精神的、霊的なかたちで存在することを人々は知っている。こうした偉大な心理学者たちとフロイトを同列に置くことはできない。フロイトは人としての自分を隠し、はっきり自分を表に出すことはなかった。フロイトは人々に自己の夢を分析せよと言い、それが精神分析を理解する道だと言った。なるほど彼は夢に関する彼の主著の中で、公開しても支障ないような自分の夢について報告し、一定の範囲内で解釈もおこなってはいる。だが実際のところ彼は他人の夢の解釈をおこなうだけで、彼自身の人格は誰からも見えないようにしていたのである。それどころかフロイトは、了解的にさまざまな還元をおこなうにあたって、ある独特な精神的貧困を示している。フロイトにおいて、了解の根拠となることがらは、ほとんど常に、最も粗大で野卑なところに置かれている。大衆としての人間、感性的なものだけに反応する人たち、混沌とした心の動きを持つ大都市の人間。彼らはフロイトの心理学の中に自分の姿をあらためて認めることだろう。フロイトはもっぱら生気的で性的なものへと訴えかけているが、私たちはそのかわりに精神的なもの、霊的なものへと訴えかけて、そこから独自な心理学を展開することもできるのである。フロイトは、性の抑圧によって何が生じるかということを、多くの場合きわめて適切に見てとることができた。だが彼は、精神の抑圧によって何が生じるのかということは、決して問題にしていない。

了解心理学と、その了解心理学に取り組もうとする人の人格との間には強い関連がある。だからこそ、こういった分野においては学説についてだけではなく、何かを見て、何かを主張し、何かを拒否する主体であるその人間について問題にされることになるのである。複数の了解的な洞察の間での論争は、それらを主張する人格の間での闘争に発展する。彼らはそれぞれ相手を「了解する」のであり、それに基づいて相手の学説の間違いを捉え、相手の学説をあとかたなく消去しようとする。フロイト自身もこのようなやり方を用いて、自分の学説に対する心理学者や精神科医の抵抗について次のように論じている。「精神分析は、心理活動（心的生活）において抑圧されているものを意識的認知へともたらそうとする。精神分析について論じるいかなる人も、やはりそのような抑圧を持っている人間であり、もしかするとやっとのことでなんとかその抑圧を維持しているような人かもしれない。そのような人に対して精神分析の学説は、精神分析治療の際に患者に引き起こされるのと同一の抵抗を引き起こすと言って間違いない。そのような抵抗は、たいていの場合、知的な拒否という形をとるものである。……患者の場合と同じく、私たちの学説に反対する人たちにおいても、判断能力が感情的影響によって明らかに低下してしまうものであるということを私たちはしばしば確認することができる」。こういった論争の流儀は、了解心理学ではよく見られる。たとえばこれに対するある精神科医の答えは——こちらはなんとも素っ気ない言い方をしているが——次のようなものであった。精神分析というのは、要するに迷信と集団精神病なのだ。そう反論したのである。互いに相手の心理にまで踏み込んでいくようなこうした戦いは、ある場合には、悪意に満ちたものとなり、権力と優越を求める闘争となるだろう。しかしこうした戦いはまた、愛の中での闘争である場合もあるし、人間どうしの最も深い関係を築くような場合さえある。フロイトの心理学は、どちらかと言えば前者の闘争の方に、すなわち権力と優越を求める闘争の方に、親和性があるようである。重要なことは、誰か一方が他方の人を精神分析を受けるという立場へと押し込めるということであって、このとき交わり《コムニカツィオーン》は、事実上、相互に同一の水準にあるとは言えなくなっている。

精神分析をフロイト自身に適用して、彼の人格をはっきりと見えるようにすれば、彼の心理学の思想世界をはっきりと捉えられるようになるのだろうか。それは不可能なことである。作品の中に作者である彼の姿をはっきりと見ることはできない。フロイトはその著作の中においては遠慮がちな態度の人であった。彼の弟子たちの何人かが著しい誇張をおこない、誤解が起こったのである。だがその誤解の元を提供したのはやはりフロイトだったと言わなければならない。彼はそのような弟子たちの説を否定しなかったのであり、だとすれば弟子たちの言ったことについてもフロイトには責任の一端がある。確かにフロイトの持ち出した論点は人々を驚かすものであり、きわめて大胆なものであったが、フロイト自身は弟子たちに比べて慎重であった。フロイトの書いたものは上品であるし、ときにはたいへん魅惑的である。彼は、世界観的な訴えかけを避けており、自分を預言者のように見せかけることもなかったが、しかし事実として、彼はあらゆるところで世界観的な関心を巻き起こしたのである*一。さまざまな束縛から自由であり、かつ新たな束縛を求めることもないこと、さらに許可や懐疑や断念からも自由であること。このような世界観に似つかわしいのは、神経質な人たちの一部、美を楽しもうとする人たち、狂信的な人たち、さらには心理学によって優越性を得たいと望むような人たちである。フロイトの著作にいかなる力と傾向が秘められているかということを理解するには、フロイト派の人たちを見ればよい。だが、フロイト自身は人物として見えにくいままである。歴史上の偉大な了解心理学の主導者たちのすべてと異なり、彼は自分自身を隠されたままに保っているのである。

*一　すべての理論は、世界観的な熱狂をもって主張される傾向がある。フロイト自身は、哲学的預言などしていないし、冷静で即物的なスタイルの人だった。しかし彼が与えた影響において彼は世界観的な運動の出発点となった。その運動は、やがてフロイトから遠く離れたところに行き着くのだが、しかしそれでも常に彼の精神を糧にしていたのである。興味深いこの種の現象の例として次のようなものを挙げておこう。C・G・ユング「無意識過程の心理学」Jung, C. G.: Die Psychologie der unbewußten Prozesse. Zürich, Rascher 1917. A・メーダー「心理活動における治癒と発展」Maeder, A.: Heilung und Entwicklung im Seelenleben. Zürich, Rascher 1918.

社会学的に見れば、フロイトの表立った活動は、彼による団体設立、忠実でない弟子に対する破門といった彼の行動を通じて明らかなように、完全に宗派（セクト）形成という形をとっている。フロイト主義は信仰運動へと変質した――表向きは科学を装っていたのであるが。信仰に関しては、議論は不可能である。しかし、いっしょに議論のできない人たちであっても、そこから何かを学ぶということができる場合はある。フロイト主義とは、全体として見れば、一つの否定しえないできごとであり、それはまた一般的に次のことを明らかにした。すなわち、精神療法（心理療法）の宗派は、それ自体として、必然的に宗教の代替物のようなものになってしまうものであり、その教えは救い（癒し）の教えとなり、その治療は救済に置き換わるということである。こうした宗派は、以下の三つのものに対抗しようと名乗り出るのであるが、そのような競争は、まやかしであって、それゆえ不当なものである。彼らが競争相手だと考える一つ目のものは、確立された科学としての医学である。二つ目のものは、博愛（人間愛）であり、これはたいていはキリスト教を基盤としており、宗派を形成するようなことなく、精神遅滞の子どもたちを助け、養育されることなく遺棄されてしまった子どもたちに進むべき道を示し、いかなる人に対しても現実主義的な観点において決して希望を捨てようとせず、可能な領域において善きことをなすように心がけ、神にかけて不可能なことがらを可能と考えるようなあり方のことである。三つ目のものは、真正なる哲学であり、これは内的な行為における真剣さのことでもある。この内的行為の道すじを、キルケゴールとニーチエは指示したのではなく（そのようなことは不可能である）、開明したのである。精神療法の宗派は、これらの三つのものに対抗しようとしている。そうした精神療法の諸宗派は、歴史的に全体として見れば、たいした意義を持たないと言える。なぜならそれらは無力だからである。それらの宗派は、精神病理学の内部では、哲学的な特性を持った一つの脅威となる。その影響は、交代に現われるいくつかの傾向として認められる。すなわち、虚無的なところへ向かう傾向、強権的で狂信的なところへ向かう傾向、懐疑的で恣意的なところへ向かう傾向である。どちらへ向かうにしても、結局のところ、実存という面において破滅的な作用がもたらされることになるだろう。しかしながら、精神療法というものは、必然的に宗派形成へと至ってしまうような、何らかのものの見方に支えられていなければならないなどという必然性はどこにもない。むしろ、科学的および哲学的に容認しうる精神療法にとっては、そうした宗派形成のいかなる萌芽にも惑わされないということが、自らがしっかりと存立していくための条件なのである。

フロイトに対する興味深い批判（私のおこなっている批判と実質的には近いものだと私には思われるが、しかし私とは反対の価値づけをもって批判がなされている）をクンツが展開している[*二]。クン

*二　ハンス・クンツ「精神分析の実存的意義とそこから引き出される精神分析批判について」Kunz, Hans : Die existentielle Bedeutung der Psychoanalyse in ihrer Konsequenz für deren Kritik. Nervenarzt 3, 657 (1930).

ツは、フロイトにおいて全く新たな種の心理学的認識がおこなわれていることを承認する。そのような種の心理学的認識は、「当然ながらすでにニーチェにおいてなされていたのである」。「このような認識において、まさに人間の持つ『人間性』というものが、あるしかたで体系的に疑問視される。そのようなことはこれまで、キルケゴールやニーチェのような人が書いたものの中で、間接的に、系統立てずに、おこなわれてきただけであった。自己明識《ゼルプストベジヌング》というものの真理性、明証性が根本から疑われ、自己明識の場所に、『実存的な証し《エクシステンツィエレ・ベヴァエールング》』とでも呼びうるものが代わりに置かれる。それは、人が自分について知っていること、自分について証言することではないし、人が自分自身を『解釈する』その内容のことでもない。意図せぬ自己欺瞞という強大なものから人間は逃れられないのである。自己明識の代わりに置かれる実存的証しとは、その人がそれで『ある』ところのものにほかならない。そして『人間存在（人間であること）』は、決して一義的なものでなく、はっきり見通せるものでもなく、明瞭なものでもない。むしろ、根本から疑わしいものであり、多義的なものであり、暗いものである」。それゆえ、適切な認識は、抵抗を克服する中で、強制される形でなされなければならないことになる。これは精神分析で現実に起こる基本的なことがらであるが、フロイトはこの事実を、彼自身の仕事に対して彼が与えた解釈の中で、誤解している。このことを押さえたうえで、精神分析の学説の独自な役割を理解しなければならない。まずは、精神分析の持つ説得力である。それは、生物学的な認識や経験的認識の持つ説得力とは異なる。「精神分析家には分析の正しさ（真理であること）が何らかのしかたでわかるものであるが、その確信の度合いは、論理的に記述できる洞察をもたらすような通常の証拠（明証性）によって確信に至る場合よりもはるかに強い。というのも、人どうしの交わり《コムニカツィオーン》において経験される実存的な真理は、すべてに勝る強い力をもって作用するからである。そのようなわけで、精神分析家はこのような真理を、形式論理によるはるかに程度の劣る明証性と引き換えに、放棄してしまうわけにはいかないのである」。しかしながら、ここにおいて明瞭になろうとする基本的な事実を、精神分析家自身も、その論敵と同様に、そのまま受け入れようとはしていないということが示される。「精神分析家たちは、いかなる（精神）分析においても起きてくるその事実に耐えることができない。すなわち、人間の実存全体の弛緩《アウフロッケルング》という事実である。だから彼らは新たな確実さを必要とする。その確実さを与える役割を果たすのは、はっきりと限定された形で学ぶべきことがらが与えられているという状況なのである」。さらにクンツは、フロイトと、フロイトの正統な弟子であった精神分析家たちとの間に一つの違いがあることを述べる。「精神分析の地平を切り拓いていったのは、『分析を受けていない』フロイトただ一人であって、分析を受けた信奉者たちでは決してなかったということは、ただの偶然であろうか？……独自な考えを打ち出そうとする弟子たちが、あのように激しい憎悪をもって迫害されたのはなぜだろうか？精神分析において隠れて作用している権力志向というものを、現実の必要や表面的事情といったことで覆い隠すことはできない。独立な立場で精神分析を評価しようとするなら、精神分析はどうしても疑わしいものであり、無力なものだと見なさざるをえないことになるだろう。すなわち、ここで精神分析は、フロイトも、フロイトの弟子たちも耐えることができなかったあの事実へと直面させられることになるのである」。精神分析の学説の教条化は、先に起こるであろうこの事象に対する備えとして役に立つだけのものではない。このような事象は、精神分析だけでなく、実存的な心理学や哲学でも常に起こるのである。精神分析の学説の教条化は、むしろ、権力欲動の道具として役に立っていると見なすべきである。こうした欲動は、それ自体として、心理学や実存的な傾向といつも併存しているというものではないからである。このような事情からついには次のような結果が生じる。「精神分析において学ぶべきとされていることがらはそれほど確実なものでは全くない。フロイトを例外としてすべての分析家は、患者に対しても、論敵に対しても、さらに自分の仲間たちの間においても、表面上その確実さを装っており、装わざるをえないのであるが」。

クンツは精神分析を人間の交わり《コムニカツィオーン》における実存的事象であると見なしているが、そのような見方に私は従うことができない。数十年前に私はフロイトについて深く立ち入って検討をしたが、そのとき私の目の前に示されたものは、実存なき虚無的な原理だけであった。そのような原理は、科学を破壊し、また哲学を破壊するもののように私には見えた。それから後には、フロイトやその弟子たちの書いたものは、試験的にいくつか目を通しただけで、ほとんど読んでいない。これほど根本的な価値づけに関わることがらについては、どれほど議論を積み重ねても人の考えは変わらないものである。見ることさえできる人であれば誰にでも、見るべきものは直ちに見えるものなのである。

（g）**実存哲学と精神病理学**。精神病理学において人間存在を視界から失わないようにするという意志に導かれて、私たちは、精神療法における宗派運動において作動している実存的または実存解消的な諸力へと注意を向けてきた。そのような信仰運動については、正しい《リヒティヒ》か誤っているかというような議論可能なことを問題にすることはできない。そこで問題になるのは、真（理）《ヴァール》かそうでないかということであり、このような問いに対しては、（ただ表向きの、それ自体は無駄な議論を通じて）自分の信仰による決断によって、あるいは何らかの理念の確信を根拠として、答えることができるだけである。一部の精神科医はあまりに寛大にそれを認めてしまい、また別の精神科医たちはあまりに性急に理由もなくそれを拒絶している。いずれにしても、これは精神病理学が答えを出せる問題ではなく、この問題はその問題の本質を捉えたうえで純粋な科学のうちに持ちこまぬようにすべきなのである。これとは別のことがらとして、最近、はっきりと実存哲学を表に出した試みが見られるようになっており、そこでは実存哲学の考えが精神病理学の認識の手段として使われ、そうした考えが精神病理学自体の要素と見なされている。これは科学としては誤ったやり方である。

1　実存開明と了解心理学。私たちはすでに、了解心理学が中間的存在であることを述べた（S.258; 第二部「心理活動の了解関連（了解心理学）」まえがき（h）心理学的了解可能性が了解可能なさまざまな客観性と了解不能なものとの中間において動く様態について）。それゆえ、了解心理学的思考の内容は二重の意義を持つことになる。その内容は、一方で、経験心理学的認識に至る道となりうる。この経験心理学的認識とは、さまざまな事実を確認したうえで、そうした事実の認識を蓄えておき、場合によってはその認識を応用して意図的に何らかの作用を及ぼそうとするといったことを私たちに可能にしてくれるものである。また了解心理学的思考の内容は、他方で、意味のさまざまな可能性の模式へと至る道となりうる。意味のさまざまな可能性のこの模式というものは、訴えかけること、鏡のような反射によって無意識のうちにまどろんでいたものを覚醒させること、そして思考の遂行、内的行為、象徴への没入といった促しに応じて外に向かって作用することを私たちに可能にしてくれるものである。前者の経験心理学的認識に至る道では、私たちは科学的にふるまい、人格とは関係しないところでふるまう。後者の、意味のさまざまな可能性の模式へと至る道では、私たちは哲学的にふるまい、人格としてふるまう。了解心理学も心理学である以上、このような心理学的思考の内容がそれ自体として信仰内容の伝達形式となることは決してない。心理学的思考内容は、実存開明としての哲学の一つの手段であるが、超越を呼び招くこととしての哲学の手段であるとまでは言えない。

実存開明の思考は、了解心理学に根拠を持つという面があるが、しかし他方で、それ自体として了解心理学を駆動しているものでもある。実存哲学は決して心理学の一領域となることはないとしても、すべての心理学者は——望もうが望むまいが、また意識しようが意識すまいが——その実践の中でいつか実存開明をおこなう哲学者になるのである。

## 2　存在論と心理学的構造論

キルケゴールとニーチェ以来の実存開明的な思考の潮流の中でハイデガーは、ある強固な知の構築をつくりあげようと試みた。彼はそれを基礎的存在論と呼び、さまざまな「実存疇《エクシステンツィアリーエン》」の分枝を設けることで発展せしめた（私たちの目の前にある対象化可能なものの「範疇《カテゴリーエン》」とのアナロジーがある）。そのような実存疇として、世界内存在、気分、不安、気がかり《ゾルゲ》といったものがあり、それらは、私たちの体験や行動の前提であるところの存在的なもの《ダス・オンティッシェ》のことを指している。そこには、根源に近いもの、本来的なものも含まれれば、平均的な非本来的な「ひとMan」の隠蔽的で、薄められた、誘導されたあり方におけるものも含まれる。

ハイデガーの具体的な個々の論点が価値を持つことは認めるにしても、このような試みは原理的に見て哲学として誤った道だと私は考えている。というのもこの道は人を、哲学する《フィロゾフィーレン》ことへと導くのではなく、人間存在の全体模式を知ることへと導こうとするからである。この思考構築は、歴史的な現実である個人の実存を補助する手段とはならない（確かな生の実践を高め、証するための助けになるようなものではない）。それは、それ自体がまたもや偽装の手段となってしまうようなものである。それは、実存にきわめて近似した構成をとっていて、そのために実際の実存はむしろ損なわれ、緊張のないものに化してしまうかもしれない。それだけに、このような思考構築にはよくよく注意してかからなければならないのである。

しかし私たちにとって重要なのはむしろ次のことである。すなわち、こうした現存在の存在論を心理学において応用するということは、どういう位置づけを持ちうるかということである。それはせいぜい、一つの理論として位置づけられる（その場合、この理論によって経験的認識にどれだけのことが積み増されたのかということが問われることになる）か、あるいは個別の了解関連のために組み立てられた構築物として位置づけられるにすぎず、私たちの精神病理学の知の全体を受容し、照らし出し、整理することができるような、人間の心理学的構造についての学説という位置づけを与えられることはないのである。

クンツが「実存的心理学においても、やはり理論化や対象化という操作ができる」と考えているのだとしたら、私は彼に反論することになるだろう。実存的なものは、決して対象化されないはずのものである。言い換えれば、実存的なものが対象化されたとしたら、それは哲学的にみれば偽造されたものだということになる。しかしクンツが、「実存的なものに深く根ざしながら科学的に人間の本質を問う」ということを重視しているのだとすれば、それには私は賛成したい。ここで彼は、そのようなことが研究者に要請されるということを言っているのであって、研究の方法や内容についてそのようなことを求めたわけではない。

心理学は、心的なものを対象となし、私たちの「目の前にあるもの」となす。しかし、存在論も事実上これと同じことをおこなうのである。このことは、概念を確定していくとともにその程度に応じておこなわれていく。しかし存在論それ自体は、対象化不可能ということを原理としていたのであるから、これはおかしなことでもある。存在論においては、開明的に（鏡の如く）反射すること、訴えかけつつ自由の中へと入り込んで行くこと、「反語的《イローニシュ》な」循環の思考遂行において概念的に固定不能のまま漂っていること、といった方法がおこなわれてきたが、そういう方法が姿を消していき、明示したり、叙述したり、構造化したりするということが主要な方法となっていくのにつれて、存在論はまさに「目の前にあるもの」についての学説だということになっていく。

このような形で存在論を精神病理学において応用した研究者の書いたものは、私から見ると、確かに常に哲学的に本質的なものの表面に触れてはいるようであるが、しかしその本質的なものを、客体化されたもの、知られたものとして取り扱い、認識されたもののごとく取り扱っている。そのことによって、哲学は失われ、どこまでいっても本当の認識は獲得されないままである。私の見るところでは、苦し紛れの神学化や哲学の営みがしばしばおこなわれ、そのような営みは偽りの認識のうちに自らを誤解している。私がそこに欠けていると思うものは、人間存在を哲学的に覆い隠し、破壊し、ついには排除してしまうような思想や方法に対して、つまり心理学における「悪魔」に対して、決然とした態度で臨むという態度である。

3　方法に特異的な四つの思考領域を区別すること。以上のことから、結局のところ次の区別がなされることになる。

(aa) 了解心理学のさまざまな可能性の模式（本書第二部第1章を参照）。これらは二重の意義を持っている。すなわち、

(bb) それらは、意味のある客観的事実（表出、行為、態度、作品）を媒介とする了解を通じて、経験的事実性の発生的関連の認識をもたらす。

(cc) あるいはそれらは、開明的な思考という手段として作用することによって、哲学的な訴えかけをもたらす（医師の実践においても歩まれるような道筋）。

(dd) 心理学のさまざまな法則に加えて、存在における存在者の根源へと哲学的に超越するということを付加的におこなえば、何らかの存在論が得られることになる――こうした存在論はその二義性によって哲学すること《フィロゾフィーレン》をねつ造する。これは存在論《オントロギー》というよりも存在の独断論《ザインスドグマーティク》であって、ここにおいても確かに、訴えかける《アペリーレン》という営みは常に遂行されるのかもしれないが、しかし、生き生きと責任を伴うような形で「哲学すること」は、見せかけの知によってなおざりにされるようになり、

また故意に回避されるようになり、さらには、あってはならぬもののように否定されてしまう。変質した存在論はこのような方向へと私たちを唆す。さらにこのような存在論は、心理学を誤った方向に導く。このとき、人間存在とあらゆる心理学的事実の把握にとって根本的な知を、この存在論において獲得したというような考えが生じてくるのである。しかし実際には、そのような応用の試みがおこなわれるようになってから十数年が経過したけれども精神病理学において新たな認識が生まれたということは一度もなかったのである——例外としていくつかの優れた記述はなされたかもしれないが。

4　事実の問題と権限の問題は異なる。以上のような区別をおこなうことを求めることには、次のような意味がある。研究者は自分の頭の中でさまざまな方法と思考目標を互いに混同しないように注意すべきなのであり、そうすることによって研究者は、どの道筋を進むにしても、最大の明晰さと、可能な限りで最も反論の余地のない認識へと到達することができるだろう。そのような区別をおこなったことで、精神病理学者は実存開明をやめるべきであるとか、哲学者は精神病理学をやめるべきであるというようなことが意味されているわけではない。一つの科学からそれに関与する一部門を奪い取ってしまうというようなことをすべきだと言っているのではなく、その科学の内部で明晰さを求めるべきだということを言っているのである。したがって、ここで用語の問題をもちだしたりして、事態の本質を見誤らないようにしてほしいものである。たとえば、哲学というものは、そのかなりの部分において心理学と呼ぶこともできるだろう。この場合、「心理学」と呼ばれているものの全領域の内部に見られるさまざまな方法、意味、目標の差異と区別ということが結局のところ重要になるのである*三。

（h）**病気の形而上学的解釈。** 私たちは、精神病《プシュヒョーゼ》という事実を前にして驚きをおぼえずにいられない。それは人間存在の謎そのものである。そのことが現に事実としてあるということを、すべての人間は無視するわけにいかない。そのことが存在し、世界と人間存在はこのようなものであり、そのことが可能にして必然であるということは、私たちを驚愕させるばかりでなく、私たちを戦慄させる。このような衝撃こそが、精神病理学において知りたいと思うということの（知の意志の）根源の一つなのである。

病気の形而上学的解釈は、精神病理学上の認識ではない。病気が宗教的あるいは道徳的に罪や贖罪として了解されるにしても、病気がこの世界における自然の逸脱だと見なされる（「もしこのことを神が前もって見通していたとするなら、そもそも神は世界を創造しなかっただろう」）にしても、病気が、正しきことを証すために課せられる重荷であるとか、人間の無力を常に示すための記号で

*三　これについては、J・マイネルツ「精神療法という科学！」Meinertz, J.: Psychotherapie — eine Wissenschaft! Berlin 1939. の記述を参照。

あるとか、人間の卑小さを思い起こさせるための警告であるとか、どのように解釈されるにしても、すべては病気に見舞われたその衝撃の表れなのであって、それらは認識や洞察ではない。そのような病気の意味づけは、人間には本来耐えられないような事実に直面している人間を安心させるためになされる。ときにはそうした解釈が、患者個人の自己把握に役立つ場合もある。その場合、それが慰めになることもあるし、逆に災いを大きくすることもある。

病気に関してはさまざまな解釈が存在するものだが、とりわけ統合失調症性の変化に関してはそれが際立っている。そこでは、実際の体験の記述とその形而上学的解釈との間を行ったり来たりするようなことが起こる。そのような議論がなされている場合、読者は常に区切るということをおこなわざるをえない。本当の記述はどれであり、その背景として理論的に導き出されたことはどれであり、形而上学的および実存的な解釈はどれなのか、と問わねばならないのである。経験と理論と哲学のうちのどれとも言えないようなあいまいさ、さらにはそのような混合物の持つ迫力とわずらわしさを次の例に見てとることができる＊四。

初期統合失調症の状態にあるその患者は、著者の描くところによれば、互いに庇護されたこれまでの状態から引き出されて、新たな実体なき現存在様式へと入り込んでいる。患者が次のように述べるのも、そういった事態として了解できる。「自分自身のありようのいちばん原始的な感覚が無くなってしまったようです」。患者は自分が「根底や基盤から、そして自分の体から追い出された」と感じている。

「考えがとりとめなくなり、自我はただの観客です」。「思考が、別の生き物のように勝手に活動するようになっています」。著者は記述し解釈する。以前の世界は患者から疎遠なものとなり、患者に対して何の意味も持たなくなっている。根底の気分の変化――それは変化した世界内存在の表出でもあるのだが――は彼に新たな世界を開き示し、同時にこれまでの世界は没落する。患者は虚無を体験しているが、ただし妄想の楼閣のうちにわが家を見いだす時だけは別である。妄覚と妄想のうちに構築される世界の新たな現実は、独特な実体の無さに彩られている。この新たな現実には、患者にとって以前の現実が持っていたような現実性はない。しかしこの世界が現実《ヴィルクリヒ》となるのである。なぜなら、この世界こそが患者にとって作用しうる《ヴィルクザーム》ものとなり、実存的に意味を有するものとなるからである。生の流れが患者において止まっている。未来は、漂って夢のごとき「自らに先立って生きる《ジッヒ・フォールヴェエック・レーベン》」こととしてのみ展開する。そのような未来は、もはや自己実現への気づきとして展開することはない。その生は、啓示や忘我においてなお湧き出ることがあるものの、未来の中へと展開していくことはできない。実存は、連続性を失った生の個別化の中における深い「自己自身への到来《ツー・ジッヒ・ゼルプスト・コメン》（自分をとりもどす、正気に戻る）」としてのみ存在している。それでも患者は、了解されぬものをなんとか了解している。それは彼の過去から彼に明らかにされる（開明される）のである。この統合失調症の患者は、彼の実存

---

＊四　A・シュトルヒ「初期統合失調症の世界―実存分析の試み」Storch, A.: *Die Welt der beginnenden Schizophrenie... Ein existential-analytischer Versuch.* Z. Neur. 127, 799 (1930).

を、ある実体のない非現実の中に持っている。夢のごとく漂っている彼の現存在様式は、彼を、慣れ親しんだ世界から押し出し、彼は底なしの深みの中に落ちていく。彼は、もはや帰るべき家を持たず、共同性の中になく、自己内存在《イン・ジッヒ・ゼルプスト・ザイン》の中にもない。彼は自分の歴史的実存の消滅を体験する。それは、彼の生の意味の消滅の体験であり、世界没落の体験である。

健康な者の目に映る外見から患者の本当の状況や深刻な運命について思いいたすことと、患者のいくつかの陳述および妄想体験の内容とが結びついて、ここにある全体理解がつくり出されている。それは、患者の実際の、あるいは真の、自己理解とは決して重ならない。それは、健康な者に戦慄を覚えさせるようなおぞましいことがらを、絵のように、見えるままに描き出しているものなのである。

# 第四節　健康と疾患の概念

（a）**疾患概念の疑わしさ。**生命現象、作業能力、人間といったものについて判定をおこなう際に、健康と病気という概念は実際上欠かせないものである。この健康と病気という対概念は、多くの場合何の疑いもなく使用されてしまうものだが、よく考えるとこのことは驚くべきことである。また、この対概念に対しては誰もが恐れをなして、立ち入って論じることをしないということも不思議なことである。一般の人の多くは、躊躇もせずに精神医学のさまざまなカテゴリーを用いて易々と判定をおこなっているように見えるが、他方でその人たちは、精神科医は生まれつき無知で高慢な奴らだと非難したりするのである。つまり、精神科医という人間は、血なまぐさい刑罰だけはおこなわないが、かつての審問官と同じようなふるまいをしているというのである。「精神医学の立場」には侮蔑的な視線を向けるということが、たしなみだと思っている人も多いようである。しかし、精神医学にこういう拒絶を示すようなその人が、人格や心理現象や知的能力に関わる問題に直面したときには、やはり「変質」とか「不健康」といった言葉を自ら使っているのである。

「病気《クランク》」という概念のそのような使い方をいろいろ集めてみるならば、健康と病気というものが何を意味しているのか、だんだんわからなくなってしまうだろう。健康と病気という言葉を使っている人を問い詰めていけば、彼らは最後に、それは医学用語なのだから、医学が「病気」とは何かということを経験的にも科学的にも決定するはずであるし、すでに決定しているはずだと言うだろう。しかし現実には全くそのようなことはないのである。一般に健康とは何を意味し、病気とは何を意味するかというようなことについて医学者が頭を悩ますことはまずない。医学者が科学的に取り組んでいるのは、多様な生命過程と、決まった範囲の個々の疾患なのである。一般に病気とは何かということは、医師の判断によって決まるというよりは、むしろ患者の判断によって決まり、あるいはそれぞれの文化圏の支配的な考えによって決まるのである。このことは、大多数の身体疾患では気づかれないことかもしれないが、心の病気についてはではっきり見てとれるだろう。ある所ではある心の状態の人が、病気だと言われて精神科医のところへ行ったとしても、別の所で同じ心の状態にある人は、それは罪悪だということになって教会に懺悔に行くかもしれない。いわゆる外傷神経症の場合には、病気かそうでないかという問題が医師たちの間で激しく議論されていた。これは事故の後に起こる状態で、もしこれが病気だということになれば、賠償がなされて年金が支給されることになる。このような場合、「病気である」という判断には金銭上の利害が絡んでおり、この患者側の判断は、「病気でない」という社会の側の判断と衝突することになる。このような対立が、鑑定をおこなう医師の頭をさんざん悩ませることになる。しかし結局のところ結論は出ないのである。

（b）**価値概念と平均概念。**病気（疾患）という概念はきわめて多様な使われ方をしているが、そうした用例の中に概念内容として共通なものを私たちが探したとしても、病気と呼ばれるものの同一の存在や現象を見いだすことはできない。しかし唯一共通なものと言えるのは、病気という概念によって常に一つの価値判断が表現されているということだけである。病気とは、何らかの観点から見て——ただしそれはいつも同じ観点とは限らないが——有害であり、望ましくなく、価値の劣るものを指している。

価値概念から距離をとって、価値判断を避けることを望むのであれば、疾患の経験的な存在概念を探さなければならない。そのような概念として平均という概念が役立つかもしれない。多数の人に起こることが、すなわち健康なことであり、まれなこと、平均からある程度以上離れていることが、すなわち病的なことである。そういう見方があるにしても、やはり平均概念というものは問題の解決を提供するものではないということがわかるだろう。

（c）**身体医学における疾患概念。**身体的な現象を扱う場合には、事情は比較的簡単である。次のような望ましいことがら、すなわち、生きていること、長生きすること、生殖能力を持っていること、身体的作業能力や物理的力を有していること、疲労しにくいこと、痛みがないこと、体についてその存在の快い感覚を除いて長い間ほとんど気にかけないでいられるような状態にあること——これらのことは当然ながらいつでもどこでも望ましいとされることがらであるから、身体的な領域での疾患概念はかなりのところまで恒常性を持っていると言える。医学という科学の本当の役割は、こうした価値概念をすべて逐一検討して、一般的な疾患概念へと向かっていくということにはない。それは、すべての患者を治癒させるようなたった一つの薬を見つけ出すのが医学の目標でないということと同じようなものである。何かあることがらが病的であるということが一般的に言われるようになったとしても、医学者はそのことで賢くなったというわけでは全くない。医学者のすべき仕事は、いかなる特定の具体的な存在と事象がいまここにあり、それはいかなる条件に依存しているのか、それは今後どのように経過するのか、それに影響を与えるものは何か、ということを確定することなのである。医学者は、単なる価値概念であるような一つだけの一般的な疾患概念をつくりだすのではなく、きわめて多様な存在および事象の概念をつくりだすのである（たとえば、外傷、感染、腫瘍、内分泌の欠損や過剰などの概念）。その問題設定は、もともと一般的価値概念に由来しており、また医学者は治療という課題を通して常に価値概念と結びついていなければならないのであるから、医学者は医学者のつくりあげたこうしたさまざまな存在概念のすべてを――それらの中から価値づけはほとんど取り除かれているのだとしても――疾患（病気）と呼ぶのである。

価値概念としての疾患概念をさまざまな存在概念の総和へと変換するという操作を続けていくことによって、結局、逆に一般的な疾患概念からできる限りすべての価値的なものをはぎ取ってしまうということが生じることとなった。経験的な存在概念の一つは、平均という概念である。平均こそが「健康」と呼ばれるべきであり、一定程度の範囲に定められた平均の幅からはずれたものは「病気」と呼ばれるべきだとされる。これが純粋な（価値の要素を含まない）存在観察だということになる。生というものは、状態と見なすこともでき、過程（生命の経過の全体）と見なすこともできる。それゆえ、平均からの隔たりについても、状態の隔たり（たとえば、奇形や虹彩の色素の不足のような解剖学的異常とペントース〔五炭糖〕尿のような生理学的異常）と生命経過の隔たり（本来の疾患事象）とを分けることになるだろう。ここまでのところではいかなる価値的な評価も入り込んではいない。こうして、単なる価値的概念としての患者の側での疾患概念と、平均という考えを基盤にしたさまざまな存在概念の総和としての医学の側での疾患概念とを分けることができることになる。場合によっては、臨床の実践にもう一度近づくために、次のようなことをしてみてもよいだろう。すなわち、二番目の分割の際に価値概念を再び導入するというやり方である。そうすると、次のような見取り図ができあがる（アルブレヒトのやり方を参照している）。

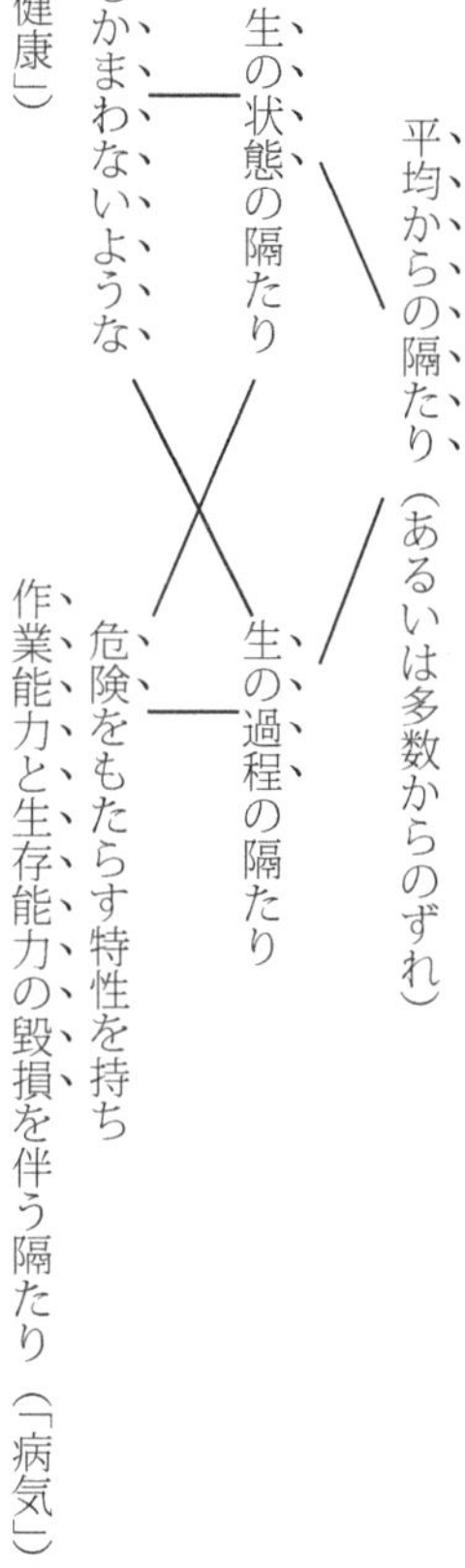

こうすれば、とりあえず（価値と存在）概念のぶつかり合いがうまく解消されるように見える。しかしこの解決は最終的なものではない。次のような論理的困難が生じてくるのである。〔1〕多数の人に見られる生命現象で、それらが平均的なものであったとしても、病気と呼ばれているものがある。たとえば虫歯のような現象はそれである。〔2〕寿命が長い、筋力が著しく強い、抵抗力が抜きんでて高いなどの場合、平均からの隔たりがあってもそれを病気と呼ぶことは決してない。先ほどの図の、「病気」と「どちらでもかまわないような（平均からの）隔たり」との間に第3のカテゴリーとして「超健康」というようなものを置く必要が生じる。〔3〕実際には、人間身体の生命について平均などというものは決して確定されないものである。平均が確定できるのは、解剖学的な測定値のほかにはほんのわずかなものに限られている。どこに平均があるのかということは、ほとんど知られていない。

　以上のことを考慮し、医学的に思考するときに頭の中に起こっていることをあらためて考えてみるとするなら、次のことを承認せざるを得ないということになるはずである。すなわち、科学的な思考をする医学者が「隔たり」という語を使うとしたら、その人が言っているのは実は平均からの隔たりのことではなくて、理想概念《イデアールベグリフ》からの隔たりのことなのであるということである。その人は、すでに確定し定義された健康という何らかの規範概念《ノルムベグリフ》を持っているわけではない。しかし、その人が虫歯を病気と呼ぶときに彼を導くのは何らかの規範の理念なのである。健康という概念は常に、平均概念ではなく、そのような規範概念なのである。すなわち、健康という概念は価値概念でもある。人間身体の認識は、しかし、このような価値概念を前提とするのではない。そうではなく逆に、人間身体の認識は価値概念を、自分の行く先に理念として持っているのである。したがって、さまざまな器官や構造、さまざまな機能の間の相互の関係が個々に詳しく認識されるようになってくるにつれて、その研究者は次第にこの理念としての価値概念を利用することになるのである。そのような関係をすべてもれなく認識するということは、生というものをすべてもれなく認識するということと同じことになる。そのようなことは、現実にはできるものではない。健康というものは、さしあたり、粗大な特徴を捉えた概念であり、究極的な価値づけ——たとえば生、生命、作業能力など——による概念である。私たちが身体生命における目的関連をはっきりと見通せるようになればなるほど——それは、本来的に生物学的な認識によって達成されるのであるが——粗大な目的論から徐々に繊細な目的論へと進んでいけるだろうし、健康の概念も生物学的規範概念としてより一層明確なものとなっていくだろう。もちろんすべてがもれなく明確になるというようなことはないだろうが。

経験的医学は一般的な価値概念から生まれたものであるということと、経験的に見いだされる存在概念に目標が置かれているということとの間には、当然ながらしばしば葛藤が生じることになる。こうした葛藤が生じてくるのは概ね、人間は自分が病気であると感じるものであり、自分が病気であるということを知っているものであり、あるいは知ろうと欲しているものであり、そして自分の病気に対して何らかの態度をもって臨むものであるという、根本的な現象の結果である。多くの場合には、自分が病気であると感じるのとほとんど同時に、何らかの客観的な身体所見も認められるものである。このような場合、患者は何らかの態度をとることになり、自覚症状に気づいていても放っておくというようなわけにはいかなくなり、「自分は病気である」という判断に到達する。この判断は、全体としては健康だが局所的部分的な不足が起こっているにすぎないという判断だという場合もあるし、全面的に病気だという意識からもたらされた判断だという場合もある。このような一連の変化は、生活史上の重要なできごとであるが、身体疾患そのものにとってその本質をなすできごとというわけではない。こういう通常の場合には特に問題はないが、通常と異なる例外的な場合には齟齬が生じる。一つには、病気だという意識がないのに所見がある、あるいは所見に見合った（病気の）意識がないという場合である（たとえば、胃がんの初期、網膜膠腫のとき）。こういった場合、患者は、医師の判断に支えられて自分が病気だという洞察に至るしかない。身体の感覚や状態、自分で知覚することの中には、病気だと考える十分な理由が何もないからである。もう一つには、所見がないのに、病気だという感覚はあるという場合である。患者は、自分が重い病気だと感じ、医師のところに行くが、医師は調べても何も見つけられない。そこで医師は患者を神経質と呼んで、神経医あるいは精神科医に任せることにする。こういった通常と異なる例外的な場合において一般医は、所見の性状および程度と、病感（病気だという感覚）の性状および程度との間に十分な一致が認められないことを見いだす。しかし、医師の判断を支えにして、事実に見合った病気の意識を患者に持ってもらうということは、医師にとって原則として可能な範囲にある仕事である。

精神に関わる疾患の場合には事情は全く異なり、どうしても問題が起きてくる。身体的な所見が欠如する場合もあり、また患者の病気に対する態度そのものが病気の本質に含まれる場合もあり、さらに病気になりたいという意志が特異的な症状だという場合さえもある。

（d）**精神医学における疾患概念。**身体医学の場合は、疾患概念についての議論はそれほど重要とは言えないということが示された。原理的な問題に特に関心を持つ人だけがよく考えればそれで済むようなことだったのである。しかし精神医学の分野ではこの問題は、認識にとっても、実践にとっても重要な意義を持っている。

1 価値概念と平均概念の利用。心的な領域において価値概念は増殖するものである。そうしたさまざまな価値概念は、すべての可能な価値を含み、そうしたさまざまな価値が存在すること自体がさまざまに問題を引き起こす。身体的な領域では「病気というもの」の単一の概念についても話題にすることができたが、心的な領域ではそれははるかに困難なこととなってしまう。心理活動についても、あらゆる価値づけを避けて、平均というものを考えることは可能であり、また実際にそうしたことがなされてはきた。しかし、たとえば学校の成績などのように、最終的な結果として得られるきわめて大まかなことを除けば、心的な領域に関して何が平均かを知っている人など実際には誰もいない。何かが病的かどうかということを判定する際に平均を出発点とすることは、身体的な領域よりも心的な領域において、はるかに困難であると言える。そこで、さまざまな規範概念を列挙してみるということになるわけだが、それらは、生命および種の維持や痛みを感じていないことといった生物学的な概念のほかにたとえば以下のようなものである。社会的な有用性（役に立つこと、適応能力、順応力）、楽しみや満足の能力、人格の単一性、諸特性の間の調和、そうした諸特性の恒常性、人に備わる素因や性向や欲動がすべて調和的均整の中で完全に発展すること。

このような価値概念の多様さのために、「心理的に病的」だと考えられるものの境界は、非常に大きく変動するものである。これと比較すれば、身体的に病的なものの境界はほとんど恒常的だと言えるほどである。そもそも心の問題に疾患概念を適用するということ自体、身体的なものへの適用に比べて、かなり遅く始まった。心の問題に関して、経験的および因果的に認識できるような自然過程といったものは存在せず、悪魔か、罪と罰といったものだけがあるのだとされてきた。その後、まずは精神遅滞《イディオーテン》の人と躁狂《トープズユヒティゲ》の人が病的であると考えられるようになり、続いてメランコリーの人がそこに加えられた。さらにこの数世紀の間に精神疾患の範囲は常に拡大してきており、この拡大は、社会的に有用かどうかという視点からなされた部分が決定的に大きい。精神障害者収容施設《イレンアンシュタルテン》の入所者の著しい増加は、そうした人たちが、近代の文明化の中で社会的貢献をより多く要求されるとともに、より複雑な状況に置かれることともなったために、もはや社会で生活していけないようになったせいである。彼らは、以前なら、田舎でなんとか助けてもらいながら生活していたはずであり、時には仕事もできたはずである。何らかの社会装置につなぎとめられるような必要はなかったのである。病気かどうかという境界設定にとって、心理学的には表面的なこうした観点と、さらには反社会的性向を持つ人たちに対する警察の管理という観点とが支配的になったのである。また、財産を持たない人の場合と財産のある人の場合では、境界はそれぞれ別のところに引かれるだろう。さらに、大学病院精神科か、単科の精神科病院か、神経科開業医のいずれに診てもらうかによっても、病気の境界は異なってくるのである。

このようなわけで、きわめて不均一なさまざまな心的な実態が、病気という概念のもとに置かれてきた。今もそれは同じである。「病気（病的）」とは、一般的な無価値概念となり、それはありとあらゆる無価値なものを包含している。したがって、心理的な領域においてただ一般に「病的だ」と言ってみたところで、何も言っていないに等しい。実際、この語は、精神遅滞の人も天才も包含し、すべての人間を包含しているのである。ある人が心的に病的だということが言われたとしても、その陳述によって教えられることは何もない。その陳述が意味を持つためには、その人の心における特定の具体的な現象についてよく知らなければならないのである。

病気（疾患）という語の中には価値概念と存在概念が常に絡み合っているので、一連の誤解が生まれてしまうのだが、それはほとんど不可避の過程のように思われる。病気（病的）という語によって、まずは、何かが何らかの無価値を表しているということが示される。その後ただちに、病気は一つの存在であるという意識が起こってくる。そして、病気についての判断は、経験的な診断による判断だと受け取られることになる。さらに特に医学の素人の人たちは、誰でも病気であるか、病気でないかのどちらかであるという大ざっぱな考えを信じていて（古い鬼神論〔デーモン論〕が合理的な形をとって残ったものだろう）、ただの主観的な価値づけに基づいて「病的」という判断をおこなっておきながら、その判断をおこなった人はやがて実在の認識を有していると信じ込んでしまうことになる。

　疾患概念が逆説的な性格を持っていることを、ヴィルマンスは次のような言葉で冗談めかして述べたことがある。「正常なのは軽度の精神遅滞《シュヴァッハジン》である」。これは論理的に導かれるのだという。知的資質の規範概念《ノルムベグリフ》からすると、多数の人は軽度の精神遅滞だということになる。ところで平均、すなわち多数者の特性は、健康者の基準である。したがって、軽度の精神遅滞は健康なものだということになる。しかし他方で、軽度の精神遅滞とは、病的なものの名称である。だとすれば、病的なものが正常だということになる。すなわち健康＝病気ということになるのである。これがこの二つの概念対（健康と病気）から直接に導かれる帰結である。価値概念と平均概念に頼っている限りは、こういうことになってしまう。

　心的疾患概念は、疾患という限り何らかの欠損を意味する概念であるはずだが、さらに考えを進めて行くと、不思議なことに行きつくことになる。すなわち、心的疾患概念は、肯定的に価値づけされうる現象や、実際に肯定的に価値づけされている現象を含んでいるということである。傑出した人物の病跡学的分析によると、疾患は何かを中断させたり、何かを破壊するばかりではなく、また疾患にもかかわらず何かが達成される場合があるというばかりではなく、疾患の存在が一定の仕事がなされるための条件になっている場合もあり、病気であるという状態においてこそ人間存在の深みや深淵が示されうるのだということである。

私はここで疾患概念の逆説を論じることはやめておく。もし、心的な領域における病気というものを、もっぱら負の価値を持つ単一のものと考えるとするなら、逆説が生じてくるのである。しかしここで私たちは認識者として、人間の心においていかなる現象が可能なのかという問いの答えを知りたいと思うし、また行為者として、心理活動の中でのさまざまな望ましきものごとを促進するためにはどのような手段があるのかという問いの答えを知りたいと思う。いずれの場合もそれに答えるために私たちは「病気一般」という概念を全く必要としない。私たちはいまや、「病気一般」というようなものは、そのような一般性と単一性を備えた形では決して存在しないものだということを知っているのである。

以上のことをすべてまとめれば次のようなことになるだろう。「それは病的なのか？」という問いに実質的な意義を認めるような見解は、広く共有され、医師たちの間でもよく見られるものであるが、そうした見解の中には、ある古い考え方が一部残っている。それは、疾患とは、その人間を所有するようになってしまった特別な実体であるという考え方である。私たちは、これはこれこれの見方からすると不都合な現象であるとか、これは、多分または確実に、まもなくもっと不都合な現象をもたらすことになるだろう（ある過程のはじまりで、たとえば死に至るとか、能力の損傷をもたらすなど）といったことは言うことができる。しかし、仮に私が何かを一般に「病的」だと呼んだとしても、それで私が少しでも利口になったということは全くないのである。それにもかかわらず、「それは病的なのか?」という一般的な問いがしばしば立てられてしまうということがいつまでも続いている。その問いが立てられるのは、もし否定的な答えがなされれば安心が得られ、肯定的な答えがなされればただちに道徳的な免責が得られることになるからかもしれないし、あるいは何かの価値をおとしめることができるからかもしれない。どちらの場合も、それは不当なことと言わなければならないだろう。

2　疾患と健康一般についての思弁的考察。確かに、病気そのものや健康そのものは一義的に意味内容を確定できるような概念ではないことを私たちは知っているのだが、しかしもう少しの間だけ、こうした一般的概念を用いてなされる思考のところに留まってみたい。このような一般的概念には認識としての価値はないのだが、しかしそれらは、私たちが人間存在の全体について考える際に私たちにとって無意味ではありえないような、ある場所とある構え方を提供してくれるだろう。

(aa)生物学的地平における病気と、人間の傍らにある病気。最も広大な生物学的地平に私たちが身を置いてみれば、私たちは次のようなものの中に病気の根源を見ることができるだろう。〔1〕生きとし生けるものが互いを糧として生きているということ、他の生物をつかまえ、食べて生きているということ。たとえば寄生生物や細菌という存在にその一つの現象の形を見ることができる。〔2〕根底的な環境変化。これにより、ある生物種は負担が過剰となり、適応の可能性を失ってしまう。〔3〕突然変異。その状況において生の維持に不利なものでありうる。生命そのものに病気は必ずついてまわるものである。生命の危険は、生命が常に何かを試す存在であることの結果である。こうした試みこそ、生命の限りない多様さと複雑さが増大していくための根源なのである。しかしこうした試みは、その代償としてさまざまな喪失をもたらさざるをえない。そのような喪失は、たとえば、一度は達成したものを徐々に失っていくこと、固定的な醜悪なことがらや悲惨なことがら（一つの特定の環境にだけ適合するものであることの結果である）、最も見事な一瞬の成功もやはりまたうまくいかなくなってしまうことなどとして現われてくる。病気は、集団から落ちこぼれてしまう例外的生命体だけがたどる道ではない。病気は、生命そのものの一部であり、生の上昇の動力となったり、克服可能な危険となったりする。生命の歩みは、生命の営む試みにおいて、成功と失敗の常なる同時的生起なのである。

このような生物学的な全体の中に人間に特異的なものが存在する。人間は、生き物の中で例外的な存在である。人間は、可能なるものに対して最も開かれた存在であり、最も高い可能性を持つ存在であり、それゆえまた同時に、最も危険な存在でもある。思想家たちは常に全体としての人間存在を、病んだ存在《クランクザイン》（病気であること）として理解してきた。ここで、病んでいるという意味は、生物として病気にかかることである場合もあり、原罪のために人間の自然な性質が乱れ不完全となることである場合もある。この点においてニーチェと神学者たちは意見の一致を見る。ただしそこに与えられた意味合いは、両者で大きく異なっている。

作家たちが、狂気の人物やさまざまな象徴を用いて人間存在の本質や、人間の最も高貴にして最もおぞましい可能性や、人間の偉大さと人間の堕落を描き出してきたことは、それゆえただの偶然ではない。セルバンテスの『ドン・キホーテ』、イプセンの『ペール・ギュント』、ドストエフスキーの『白痴』、シェイクスピアの『リア王』、『ハムレット』などがその例である（作家たちは、現実の統合失調症、ヒステリー、精神遅滞、精神病質の事実から特徴を引き出している）。また、世界のあらゆるところで愚者（道化）の知恵というものが認知されてきたということも、やはりただの偶然ではない。ルクセンブルガーといった精神科医たちの書いたものの中にも、病の中において見てとれる人間に特異的なものについて触れられている箇所がある。「分裂気質《シツォテュミー》は、人間的な問題そのものである。それは、規範の変動の範囲に完全におさまっており、精神病質と呼ばねばならぬような尖鋭化もなければ、精神病性と呼ばねばならぬようなゆがみも示さない」。しかしここにはすでに、健康を人間のあるべき状態と見なすような楽観的な見方があることがわかる。すなわち、調和、節度、正しさ、完全がそこにおいて実現するような、人間の本質としての健康がそこに示唆されているのである。

奇妙なことであるが、狂気というものは人々に恐れの感情だけでなく、畏敬の念をも引き起こすものであった。てんかんは、かつて「神聖なる病」であり、鬼神（デーモン）または神の手によって起こるものとされていた。プラトンは次のように述べている。「さて私たちにとって最大の財産は狂気から生じてくる。狂気は神の配慮によって与えられるものなのである。……いにしえの人の証言からしても、神による狂気は、単なる人間の知恵などよりずっと卓越したものである」。ギリシアのバッコスの歌舞隊やディオニソス的酩酊に対して、あるいはそのような「国民病」といったものに対して、自分は健康だとの感覚から侮蔑的態度をとる人たちをニーチェは逆に蔑んでいた。「貧しき者たちは、自分の健康が死体のような色をして幽霊のようにただよっているように見えるのだということには、もちろん思いもよらないのだ」。教育を受けてはいるがただの俗物であるような人は次のような方法をとるものだとニーチェは述べる。「ついにはそのような人は、自分の習慣、自分の観察のしかた、自分の好き嫌いを固守するために、どのような場合にも通用する『健康』という決まり文句をつくりだす。こうすれば、相手に対して病んでいるのではないか、やりすぎているのではないかと嫌疑をかけて、その不愉快な邪魔者を片付けてしまうことができるのである」。「これこそ運命的で変えようのない事実なのであるが、高貴な精神を持つ人は、特別な共感をもって不健康な者、有益でない者たちに寄り添うものであり、ただの俗物であるような人は、たいてい低俗なことしか考えていないのに、それでも常に自分のつくりだした健康の中で健康に夢想しつづけるのである」。プラトンとニーチェは、病気が健康以下のものであり、ただ破壊するだけのものだとは考えていない。病気は、健康以上の存在であり、高められた存在であり、創造的な存在なのである。この意味で狂気は健康以上のものである。ニーチェは問う。健康という神経症がひょっとしたらあるのだろうか？ しかし、人間における底知れぬ深淵への感覚がひとたび目を覚まし、唯一の正しき世界の仕組みや、唯一の正しき理想的な人間存在や、唯一の真なる世界観といったものが可能だという前提がすべて崩れ落ちたとき、狂気や精神病質は人間的な意義を獲得するのである。狂気や精神病質は一つの現実なのであり、そこにおいて、健康な者が自分に対して隠蔽しているようなさまざまな可能性、健康な者が回避するさまざまな可能性、そして健康な者が常にそれに対して防御されているようなさまざまな可能性が明らかになってくるのである。しかし、健康な者も、限界に置かれることによってその心が開かれたときには、精神病理学的なもののうちに、彼自身が可能性としてはそのようなものでありうるものを探索することになる。あるいは彼は、精神病理学的なもののうちに、遠く離れた見知らぬものであるにせよ、彼自身にとって欠くことのできない本質的なものとなりうるものを探索することになるだろう。このとき、本質的となりうるそうしたものは、限界から自分に向かって語りかけられる言葉として経験されるだろう。病気であるところの一定のあり方に対して私たちが怖れを持ったり、畏敬を感じたりするという事実は、歴史的に受け継がれてきたただの迷信といったものではなく、私たちにとって常に意味を保ち続けているのである。

ノヴァーリスは言う。「私たちの病気は、より高き力へと移行しようとする高められた感覚によって起こる現象である」。現代の神経医は書く。「神経症は、ただちにその人の弱点だというわけではない。神経症であることは、暗にその人の貴族の位を証するものである場合もある」（G・R・ハイアー）。病院長として自分の保護の下にある患者たちに深い愛情を注いでいたことと、人間の病気の中に何らかの意味を感じ取っていたこととを合わせて考えれば、次のような逆説的な発言も了解できる。それは、一八四六年八月二十一日にキールにおいておこなわれた自然研究者会議の場でイェッセンが述べた言葉である。「私は少なくとも一五〇〇人の精神病患者と出会い、治療をしてきました。私は彼らと生活を共にし、理性ある人たちと交わるよりも多くの時間彼らと交わってきたのです。もしこの狂気の人たちと、理性あるとされている人たちとを、モラル上の価値という点で比較してみろと私が言われたとしたら、私は間違いなく狂気の人たちの方が優っていると判定することでしょう。私は、概して、心の病気である人たちの方がそうでない人たちよりも大切だと思っており、彼らと共に生活することが好きなのです。彼らと一緒にいれば、理性ある人たちとの交流が恋しくなるということもありません。彼らは、一般の人たちよりも、ある意味で、自然で理性的であるように私には思えます」。そもそも深い心を有する人だけが、心の病気にかかる可能性を持っている。だから彼は次のように確信するのである。「人間にとって、心の病にかかるということは、恥などでは決してなく、どう見ても名誉なことだと言えるのです」（ナイサー Neisser : Mschr. Psychiatr. 64. より引用）。

（bb）健康。完結しない存在という点に人間の本質を見ようとするのだとしたら、健康という概念を定めることもうまくいく見通しはないだろう。健康の概念の一般的な定義としては次のような一連のものがある。

健康の一番古い定義は、アルクマイオンとそれに連なる人たちが今日に至るまでおこなっているもので、健康とは、対立しあう諸力の間の調和であるという定義である。キケロは健康を、心の諸状態の間の正しき相互関係が保たれていることであると考えていた。近代においても、健康とは、対立するさまざまなものの間を通る道のようなもので、この道においてさまざまな対立物は互いに結合しており、緊張関係の中でそれらの統一がなされるのだという考えが繰り返し主張されてきた。

ストア派とエピクロス学派は、熱狂や常ならざる状態、さらには危険の方に向かおうとする性向に反するものとして、何より健康を大切にした。エピクロス学派は健康を、すべての欲求が程よく満たされて完全な満足の状態にあることと見なした。ストア派は、激情や感情の暴発をすべて病気だと考えた。ストア派の道徳論は、そのかなりの部分において、病気の治療であると考えられるが、それは心の病気を根絶して健康なアタラクシアの状態をもたらそうとするものである。

今日の神経医たちの考える健康とは、「生まれつき持っている人間の本来の可能性を実現する」能力（フォン・ヴァイツゼッカー）のことである。もちろんこれは、その本来の可能性とはいったい何なのかということがわかっている場合に、そのように言えるということにすぎないのだが。あるいは同様の考えとして、健康とは、自分自身の発見であるとか、自己実現であるとか、共同体に完全かつ調和的に組み込まれている状態であるとかいったものもある。

そのような健康の定義にそれぞれ対応して、以下のような病気の捉え方が存在する。〔1〕分裂が起こりさまざまなものが対立する状態、対立するさまざまなものがそれぞれ孤立する状態、諸力の間に不調和が起こっている状態。〔2〕強い感情およびその結果として生じることがら。〔3〕真でないことがら、すなわち虚偽。たとえば、病気への逃避、回避、秘匿。この三番目のものについては多くのことが論じられてきた。V・v・ヴァイツゼッカーの書くところによると、「ある人が、苦境に陥って、そこで病気という徳を手にすることになる。すなわち、道徳的な反応が病気の症状へと置き換わったのである。これは、意味がすり替えられたということと同じである。だとすれば真理を求める私たちの良心は批判へと誘われることになるだろう」。「神経症の人は何らかの秘匿を完遂するのだが、このことは彼の罪責感によって人にわかってしまう。私たちの経験では、神経症でない器質性疾患の患者にも罪責感が燃え上がるようなことがしばしばある。たとえば、疾患の前駆期において、症状に打ち負かされてしまってよいのかどうか自分と格闘している時、あるいは回復期において、まだ病気であるのかどうかという段階にある時に、そのような罪責感を見てとることができるのである」。それゆえ「健康は真理と何らかのつながりを持ち、病気は虚偽と何らかのつながりを持つ」のである。昔の精神科医たちの考えもここで思い起こされる。純潔が狂気に変化することは決してなく、ただ罪のみが狂気に変化する（ハインロート）とされ、また、道徳的な完全さと精神的健康とは同じ一つのものである（グロース）とされる。言い換えれば、善へ向かおうとする先天的欲動が自由に展開されている場合には、いかなる身体事象も精神疾患を引き起こすようなことは決してないとされている[*一]。クラーゲスの考えもやはりこれらに近い。精神病質とは、生きるために必然的な自己欺瞞に苦しむことである。

---

＊一　グルーレ「歴史について（ブムケのハンドブック第九巻〈統合失調症の巻〉」Gruhle : Geschichtliches, im Bd. IX (Schizophreniebαnd) des Bumkeschen Handbuches.

このような方向のすべての議論と対立するものは、「健康そのものなど存在しない」というニーチェの命題であり、さらには、どのようなものであれ一義的で直線的で楽観的な健康概念には常に不信を示した彼の一貫した態度である。フォン・ヴァイツゼッカーは人間の病気が逆説的なものを持っていることを、次のようなことを述べることにより、示唆している。「重篤な病気は、人生の一時期の全面的な修正を意味することがしばしばある」。すなわち、病気であるとされているまさにその当のものが、別の文脈においては、「治癒的な」、「創造的な」意義を持つということがありうるというのである。同様の示唆は、彼がある法則を強調する時にも見られる。それは、「ある害悪の除去は、別の害悪に場所を与える」という法則である。対立物の間の調和と言われているものは理想にすぎず、その理想は同時に何かを制限するものとなる。そのような調和というものは、存在概念でもなく、実現しうる可能性でもない。アタラクシアや満足の状態は心の貧困化をもたらし、それらのために蔑ろにしてきたものごと、怠ってきたものごとからさまざまな支障が生じてくることになるのである。

3　精神医学の疾患概念の分節。グリージンガーによると、一つの独立な種としての「狂気の人たち」などというものは存在しない。心の病気一般を全体として観察するのではなく、これを分節しておくことが必要である。それゆえ、精神科医は「病的」かどうかという一般的な判定には何の価値も置かないのである。精神科医の目の前にあるさまざまに異なる現実を、精神科医はたとえば、これはこのまま持続する状態像なのか、あるいはこれは何らかの過程《プロツェス》の一段階なのか、といった存在概念に従って整理する。外来の診察でも、精神科病院においても、何らかの疾患過程に罹患しているのではなく、自分の素因の不利な偏りや自分の性格に苦しんでいるような多くの人が治療を受けている。実を言えば私たちの学問は、まさにこの「正常」の領域における性格学をもって始まるものなのである。心の領域においてさまざまな人格を病的と呼びはじめた時に、まずしなければならなかったことは、それらを個体間の変異と区別できるような実践的な境界を引くことだったのである。

（aa）心の病気であることを決定するためのいくつかの根拠。病気という概念は、心の領域では特別な性格を帯びる。というのは、患者の病気に対する態度、病気であるという感覚、病気であるという意識、あるいはその感覚や意識の欠如といったものが、病気であること自体の独自な要因となっているからである。それらのものは、純粋に身体的な疾患の場合には、あってもなくてもよいような付加的なものであり、比較的容易に訂正できるものである。心の病気の多くの場合には、患者を外から観察している他人だけが患者を病気だと考え、患者自身は自分を病気だと思わないのである。

観察者にとって病気判定の根拠となるのは、一定の様式の了解不能なことがらである。それは、了解可能な関連が異常なメカニズムによって置き換わってしまうという場合もあれば、交わり《コムニカツイオーン》の可能性の根底的な断絶という意味での「狂い《ダス・フエアリユックテ》」が生じているという場合もあれば、了解不能な動機によって危険なことが生じてくるという場合もあるだろう。了解不能性の性質を見分けることが鑑別診断の一つの基盤である。たとえば、医師以外の人にはとても病的とは思えないような微妙な症状が、きわめて重篤な破壊の過程を予測させるという場合がある。しかし逆に、きわめて重大と見える現象（狂乱と呼ばれるような興奮状態）は、あまり深刻な障害ではないヒステリーの症状であるという場合もある。

患者にとって病気判定の根拠となるのは苦しみ《ライデン》である。それは、自分自身が現に存在することについての苦しみである場合もあれば、その存在の中に侵入してきて自分自身には見知らぬものと感じられるようなものについての苦しみである場合もある。ところが、このように自分自身に向かい合うということは、あらゆる人に見られる一般的なことであって、問題はその人が自分自身を統御できるかどうか、そしてどのように統御するかということである。このようなことは正常な場合において起こっていることである。しかし、当の患者にとって病的なこととは、この正常だったものが新たなことがら（それまではそこになかったもの）によって、そして体験の内容と特性によって、ふだんと異なるものに変わってしまっているという点にある。

病気であることを判定するこれらの根拠は、信頼に足るものではない。最初に気づかれる現象と、疾患事象の本質、重篤さ、経過の方向とは、必ず一致するというものではない。それゆえ精神病理学者は、多様な観察方法をとることによって、あるいは現象と経過様式の相関についての経験といったものを利用することによって、より深い根拠を見いだそうとする。こうした努力の末に今日、三つの疾患概念が置かれることになったのである（診断図式における三分法。五〇七頁【第四部心理活動の全体性の把握、第一章病像の総合（疾病論）、第四節疾患の分類（診断図式）】の表を参照【第1群、精神障害を伴う既知の身体疾患、第2群、三大精神病圏、第3群、精神病質】）。

(bb) 精神医学の疾患概念の三つの類型。疾患（病気）は以下の三つのものとして規定される。〔1〕身体的な過程（プロッェス）。〔2〕それまで健康に生きていた人の中に新たに侵入してきて、精神に変化をもたらす重大な事象。この場合、身体に基盤があることが推測されているが、その基盤が何であるかは知られていない。〔3〕人間存在の変種であるが、平均から大きく隔たっており、しかもその人自身またはその人の周囲にとって何らかの望ましくないものであり、したがって治療を要するようなもの。

1　疾患の本質が身体的な過程であるとわかっていて、それが客観的に確認でき、定義することもできるような場合には、精神科医は疾患概念の困難な問題から解放されている。医師としての自然科学的な基本姿勢からすれば、身体的なことがらこそが決定的なものであるはずだという想定を放棄することはできない。精神病理学は、身体に起こっていることがらの表徴（症状）を見いだすための一つの手段にすぎない。医学研究の最終目標は生理学なのであって、心理学ではない。医師として私たちは身体と関わっている。「もし精神の病気というようなものがあるとしたら、私たちは何の役にも立たない」（ヒューリングズ・ジャクソンの言葉、ジッティヒの引用による）。精神的な事象のうちで、病的だと言えるのは、脳の病的事象によって起こっているものだけである。実際に、器質性脳疾患の中のある領域では、何かを身体的基盤であると認めるために必要なことが十分に達成されている場合もあり、その場合、心的なことがらは既知の身体的なことがらの表徴（症状）にすぎないということになる。しかしながら、まだ解決されていないことは少なくない。精神科病院の入院患者のうち、その病気の器質的基盤が知られているのは、およそ四分の一にすぎない。脳の変化の度合いと、疾患の重症度との間には一致が認められない。重篤な身体的疾患であっても、頭と心は死ぬときまでしっかりしているという場合もある。

2　第二の類型は非常に大きなまとまりであって、これは三つの遺伝圏に分けられる精神病【真正（真性）てんかん、統合失調症、躁うつ病】の群である。それらのうちに、身体の病気を発見することはできておらず、そうした身体現象によってこれらの精神病を診断することもまだできないのである。したがって、ここでは疾患の概念は、どこまでも精神面での変化に結びつけられるしかないということになる。だがそれでも多くの場合には、ある種の身体的な現象を根拠にして、病気の全体の基盤にはいつか同定できるようになるであろう何らかの身体事象が存在するはずだと推測することはできる。しかし、そのような身体的な現象が見られないという場合もまた多いのである。だからこの領域では次のようなことが起こっていくだろうと思われる。この領域に属していた精神病のうち新たに身体疾患と同定されたものは、この領域から除かれて、第一の類型に含まれることになるだろう。しかしそれでも一定の部分はこの領域に残り、他とは別個に——であるとすればたぶん今よりも明確な輪郭をとるだろうが——考えるしかないだろうと思われる。

これらの疾患の研究において、精神的事象の「基本機能」といったものを発見して、その基本機能の障害からその病気に見られる多様な病的現象を理解していこうとする人たちがいるかもしれない。同様のことは第一の類型の場合にも試みられている。このような試みをおこなうことによって、身体的な過程《プロッエス》を発見するようなことはできないであろうが、しかしその病気における何か特異的なもの、そして健康者に見られない新たなものを見いだすことができるかもしれない。特に統合失調症においてそのようなことが期待されるのである。もしそうなれば、純粋に心理学的な手段を用いて――理論を前提にするような考えも補助とせざるを得ないだろうが――疾患の本質についての何かが発見されるということになるのである。「心理活動をこのように純粋に機能の面から観察するということは、当然ながら、ただ統合失調症の研究に役立つというだけではなく、精神病理学そのものを新たに基礎づけることにもなるはずなのであるが、精神医学の歴史においてまだ前例を持たない」（グルーレ）。このようなやり方ではっきりとした成果が得られたとすれば、この第二の類型の疾患概念は基本機能の障害によって規定されるということになるはずである。今のところこの目標は達成されておらず、さまざまな記述に加えて多様な理論がそこにあるだけである。

3　疾患概念の三つ目のものにおいて、すなわち人間存在の望ましくない変種において、器質性疾患のような身体的基盤を見いだすことは全くできないし、それを期待することも全くできない。この状態（精神病質）において身体が関わっているにしても、それは健康な心理活動においても身体が関わっているというのと同じように関わっているにすぎない。またこの病的状態は、健康と神経症的メカニズムとの間を不連続に行ったり来たりする動きをするものであるけれども、以前の健康な状態には全く見られなかった新たな状態というわけではない。この意味でも第二の類型とは異なる。ただし、この状態（精神病質）が精神の荒廃へと発展する可能性はある。この状態では、人間の現存在の持つさまざまな基本特性が極端な例外的な形をとって現われているのであって、彼らにおいては大多数の通常の人たちよりも、より明瞭に、より強力に、より恐ろしい形で、そうした特性が見てとれるのである。「人間存在は病的存在である」ということが言われるが、この言葉はまさにこの領域に基盤を持っている。

この第三の群をよく観察してみれば、そこから逆に器質性の原因を持つ精神疾患に対しても一つの洞察が得られるだろう。あらゆる場合に、人間存在は人間存在として関与しているのであり、自然科学的な見方は確かに不可欠ではあるが、しかしそれですべてがうまくいくわけではない。人間と動物の間には底知れぬ深淵が存在するのである。

## 第五節　臨床実践の意味

この本は精神病理学の認識を扱うものである。実践の意味について考えることは、本来の課題とは言えないが、この本の内容を最後に振り返るにあたって考えておくべき問題の一つだと思われる。私たちはここで（第六部で）は人間存在の全体を主題にしている。ではこのとき、人間に向かい合う実践とはどのようなものでありうるのか？

（a）**認識と実践はいかに共存しうるか。**臨床（実践）の役に立つべきだということが、精神病理学には要求されており、またその点において精神病理学が非難されることもしばしばある。次のようなことが言われている。病んでいる人こそ助けられるべきだ。医師は癒すためにそこにいるのではないのか。純粋な科学という理念によって医師の務めが簡単に投げ出されてしまっている。知ることそれ自体は何の役にも立たない。治療上のニヒリズムは、認識だけを重んじる結果なのだ。医師たちは、そこにあるものが何であるかということを知り、同定し、その経過がだいたい予測できてしまえば、もう自分の用事は済んだと思うようだ。こうして患者を看護の手に任せるだけで、自らなにか患者の助けになれるのではと望みをかけることさえしないのだ。このようなことは、重篤な精神病の場合と生得的な人間の特性に対応しようとする場合には、きわめて危険な態度ではないか。このようなことがしばしば言われているのである。

これとは逆に人を助けようとする楽観的な意志というものも存在する。どのような状況でも何かがなされ、試みられなければならない。人は治癒を信じる。知ることはどうでもよいことだ、その知識が治療の目的に役立つことがないのなら。科学が役に立たないような場合には、人は自分の技と幸運に望みをかける。そうすれば少なくとも癒しの雰囲気だけはつくりだせるだろう。実際におこなわれる治療はただの空回りに終わるかもしれないが。このようなことを思って臨床をしている人もいるのである。

治療についてのニヒリズムも楽観も、どちらも責任のない態度である。どちらにおいても批判力がしっかり働いていないのである。消極的な態度が誤って正当化されてしまうようなことになれば、誰も何もできないということになってしまう。逆に向こう見ずの積極性から、やる気を持つだけでも何かプラスになるかもしれないと思い込む人もいるだろう。つまり、実践に必要なのは、知ること（知識）ではなく、できること（腕）なのだと考える人もいる。しかし、本当に有効な実践というものは、結局のところ、明確な認識を基盤として生じる以外にはないのである。

実践は、逆に、認識の一つの手段ともなる。臨床で実践されたことは、そこで意図された通りのことを引き起こすとは限らない。予想されなかったことを生み出すこともある。たとえば治療学説や治療法が、治療の対象となるような現象を、知らず知らず、育んでしまうような場合がある。シャルコーの時代にはヒステリー的現象が隆盛を誇っていたが、このような現象への関心がしぼんでいった時、その現象も世界からほとんど姿を消した。催眠療法が支配的であった時代には、ナンシーにはじまってついにはヨーロッパ全域にわたってすさまじい勢いで催眠現象が広まった。精神（心理）療法の各学派は、それぞれ独自な世界観、技法、心理学的見方を持っているのだが、そういった各学派に対して、それぞれ適合する患者たちがうまい具合に存在しているということもある。長期療養施設にはそういった施設に独自な現象が発生してくるものである。こういったことはすべて望ましくないことである。もしこのような関連が認識されれば、誰でも是正しようと思うはずである。

次のことは、常に変わらぬ根本的な事実だと言える。すなわち、精神療法的な介入によって、あるいは患者とのやりとりの中での作用と反作用を経験することによって、単なる観察では決して獲得できないような認識が可能になるということである。単なる観察は、治療的な試みに伴うような危険の前で立ち止まっているのである。フォン・ヴァイツゼッカーの言うところでは「より深い認識に至るためには、私たちは行為しなければならない」のである。

治療の意図というところから出発して、あるいは治療行為によってはじめて可能になるさまざまな経験から出発して、あらためて精神病理学を構想するということもできるだろう。そういった構想は、最初から一貫して、さまざまな認識を、実践的な目標へと方向づけ、実践的な目標の側から評価し整理するものとなるだろう。その意味では、精神療法の教科書は部分的に精神病理学の教科書であると言ってもよい。そういった精神療法の教科書は、実践（臨床）という地平に制限されてはいるものの、それが経験を伝達している限りにおいて、理論的精神病理学に重要な補足をもたらしてくれるのである。

**（b）すべての実践（臨床）は独立なものではない。**治療全般、あるいは精神療法、そしてまた精神疾患の人たちや異常な人たちに対する実践的関わり方の全体もまた、すべて以下のものによって制約されている。すなわち、国家権力、宗教、社会の状態、その時代を支配するような思想傾向である。実践はまずそれらによって制約され、それからはじめて、科学的に承認された認識によって制約されると言える。実践は決して科学的認識のみに制約されるわけではないのである。

国家権力はそれぞれ独自な政策を通じて、人間どうしの基本的な関係のあり方、援助のための機構、保険制度や諸施策の有効化を規定し、また形成し、それらに認可を与えたり、あるいは与えなかったりする。国家権力なしでは、禁治産の手続きも、閉鎖病棟への入院も成り立たなくなる。実践（臨床）のあらゆるところに、究極において国家による認可と要請から導き出されるような何らかの意志が存在している。医師が患者を診察しているどんな時でも、権威が効果を持つような状況が与えられている。この効果は、大学病院だとか、公的な地位といったものによって高められる。国家権力が基盤を与えていないところでは、権威による何らかの力が必ず必要となり、それは個人の権威として獲得されなければならないことになる。

宗教、あるいは無宗教というものは、治療的な関わりにおける目標設定に制約を与える。医師と患者が共通の信仰において結ばれている場合には、最終的な決定や判断、方針決定も一つの共通の拠り所に基づいておこなわれる。そうした条件下では、特別な精神療法的な方策を実行することも可能となるだろう。この条件が満たされていない場合には、宗教が果たしていた役割を世俗化された世界観が代わりに果たすことになる。医師は司祭の代理となり、世俗的（宗教の場以外での）告解とか、心の問題についての公的相談といったようなことを人々は考えるようになるだろう。このように共通の拠り所が失われたところでなされる精神療法は、ある危険にさらされている。すなわち、ここでの精神療法は、ただの手段や処置といったものではなくなり、いくぶんかあやしげな世界観に左右されるものになってしまうかもしれないのである。そのような世界観は、無条件の絶対的なものである場合もあれば、カメレオンのごとく周囲の状況に応じて変化するようなものである場合もある。全く真剣なものである場合もあれば、芝居がかったものである場合もある。しかしいずれにしても個人的で私的なものである。

共同体は何らかの共通の視点——たとえば集団の中で広まっている象徴、信仰、哲学的な前提（哲学的に自明とされていること）など——の上に成り立っていて、それゆえに共同体の中では人間どうしの深い連帯が可能になっている。そうした共通の視点がないところで、個人としての人間どうしが、ゆらぎない基盤の上で互いに信頼し合っているという状況はきわめてまれな場合にしか見られない。この場合、彼らが、彼らの幸せを、運命共同体において示される超越であると見なすといったこともほとんど起こらない。いずれにせよ、社会の状況もまたやはり臨床を制約しているのである。たとえば、現代の精神療法の一部の領域においては一種の幻想が存在しているようである。それは、神経症と精神病質の人たちにこそ最高水準の要求を課してもよいのだという思い違いである。このため、本来の自己存在を実現すること、包括的理性を展開すること、人としての形を持ちながら調和的にして完全なる人間性に到達することといったことが精神療法で目指されるのである。こうして精神療法は、人々の共通の信仰という現実と結びつけられているのである。そのような共通の信仰が欠如していて、このため個人に対して自助や自立が強く促されるような社会では、そうした要求にいくらかでも従えるような人にとっては精神療法は必要ないということになるだろう。しかしこうした無信仰の雰囲気の中にあってそうした要求に応えることに挫折した人の場合には、精神療法は何かを隠蔽してごまかす手段になりやすいものである。

社会の状態というものも、個々の人間をとりまく多様な状況を規定する一つの要因である。たとえば富裕層の存在は、精神療法という治療を選択するかどうかを制約する。精神療法は時間がかかり、したがって費用も高くなる。精神療法が個々の患者の中に深く分け入ってゆくものである限り、これは当然のことであるのだが。

科学は認識の前提を形づくっており、認識を基盤としてはじめて、達成したいという目標が決定できるようになる。しかし科学それ自身は、この達成したいという目標に根拠を与えることはない。たとえ科学が、その達成を遂行する手段を提供しているとしても、やはりそうなのである。科学は、それが真なるものである限り、その陳述において普遍的であり、また同時に批判的であるはずである。というのも科学は、科学が何を知っており何を知っていないかということを知っているからである。実践（臨床）が科学に依存するのは、その遂行という局面においてであって、その目標設定という局面においてではない。

このように臨床は科学に依存してはいるが、その科学は不十分なものであって、科学のみに臨床行為の根拠があるわけではないという状況がある。こうした状況から逃れたいという誘惑が臨床側には存在している。このため、科学に対して、科学が実際にはできないようなことまで責任を持たせようとするということが起こる。科学を迷信のように信じている時代には、解決できないことがらを覆い隠すために科学が使われてしまう。何かの決定を誰かが責任を持っておこなわないといけないという場合に、科学が普遍的知識に基づいて正しい答えを出してくれるだろうという期待が生じる。実際には科学がそのような答えを知らないような場合でも、そのような期待は起こる。そこで、科学は、科学とは別の領域の必要からしかたなくおこなわれていることに対して、科学の名において根拠を与えるということをしてしまうことになる。たとえば、災害（賠償）神経症の症例、精神鑑定における自由な意志決定についての判定、精神療法の実施などに関して、医師があまり明確なことを述べようとしないのは、こうした事情、すなわち科学には本来できないことを科学の名において医師がおこなうことになっているという事情によるのである。

疑似科学のように、知らないことを知っているかのように明言するということがここで起こっているようにも見える。それらのことは実は誰も知らないことであって、ただ私たちが知りたいと望んでいるにすぎないことである。つまり、ただそう思い、望み、信じているにすぎないことなのであるが、それらがすでに知られていることであるかのように明言されてしまうのである。こうして科学は、臨床という目的のために、さまざまに形を変えるものとなる。さまざまな理解の図式がつくられ、それらは、安心させたり、事実を隠したり、確信を持たせたりする臨床のために利用され、あるいは判定や決定、権利の認定や否認といった実務のためにも利用される。科学は、このような実践との関連の中では、規約的《コンヴェンツィオネル》（規約主義的）なものとなる。精神療法的な方策として持ち出される科学は、「科学的」という気分のようなものでしかない。これは以前の神学が神学的気分に化していたのと同様である。

このようなことからすると、あらゆる実践（臨床）の中のどこかに境界線が存在しているはずだということになる。その一方の側には、認識という普遍的前提によって十分に基礎づけられ、実行されるようなものが置かれる（この場合の認識とは、実際に承認されており、通用しているものでなければならない）。境界線の他方の側には、何らかの宗教（世界観、哲学）の存在あるいはその欠如を前提とするようなものが置かれることになる。この対立する二つの要因の関係によって、あることが実行されるかあるいは実行されないかということが決まり、またその行為の明確な様式、あるいは行為の不明瞭さが生み出され、さらにそうした行為の持つ気分や色調といったものも生じるのである。

**（c）外面的な臨床行為（医療的対処や判定）と内面的な臨床行為（精神療法）**。精神疾患の患者は、社会秩序に違反して、周囲の人たちから恐ろしいとか、不気味だと見なされてしまうことがある。こういう患者に対して何かをなさなければならない。この実際的行為をなさしめる動機は二重性を持っている。社会が求めるのは、患者が危険でない存在になるということである。患者が求めているのは、彼らの病気を治すべく何かが試みられるということである。

多くの場合、公安の観点から患者の収容が求められる。患者が暴力に及ぶことを防がなければならないというのがその一つの理由である。しかしそれだけでなく、人々は彼らを自分の見える範囲から排除したいと思っている。彼らを私たちから隔離するさまざまな方式が編み出されて、できるだけ人道的な手段を用いるように努めるようにされている。こうして患者の家族たちが安心でき、またそれ以外の人々も良心の呵責を感じないようにしているのである。狂気というものは、人間がとりうるさまざまな実態の中で一つの基本的あり方を成すものなのだが、この狂気というものの思想的な理解と解釈は、どうしても狂気を隠蔽しようとするものになりがちである。私たちの制度や見解は、単純化と早急な処理という方向に向いており、この現実を自分がなるべく見ないでおくようにし、現実の代わりに便利な解釈を置き、すべてをできる限り穏便に済まそうとする傾向を持つのである。

患者に必要なものは治療である。収容が必要なのは患者自身のためである。たとえば、自殺を防ぐためであり、必要な栄養を補給するためであり、そしてまた、可能な治療的処置を実行するためである。

臨床の場において、何が病気で何が健康かということは既知のことだという暗黙の前提がある。身体疾患の大多数、進行麻痺のような器質性精神病、そして際立った症状を持つきわめて重篤な精神病において、すべて均しくそのような前提が置かれていることには問題がないとしても、精神医学の大きな領域を占める、比較的軽症の精神病や、特に精神病質や神経症の場合には問題がある。

個々の例において、その人が病気であるか健康であるかという判定は、臨床上の決定の基本を成すものである。その判定がさまざまな時代や状況においてどのようにおこなわれているのかということを考えてみると、それは必ずしも人々の知識の程度という問題だけではなく、社会の中の力関係の問題でもあるということがわかる。

何が病気で何が健康かという問題は、犯罪者の「自由な意志決定」（能力）についての判定において常に特別な意味を持つことになる。自由な意志決定があるかどうかの境界を引くという仕事は、常に実践的な作業である。科学は自由に関して、専門知識に基づいて何か意見を述べるわけにはいかない。科学が明言できることは、経験的事実についてのみである。たとえばある患者が、彼が何をしたかわかっているかどうか、そして彼がおこなったそのことが禁止されているということについて知識を持っているかどうか、すなわち、彼において行為の随意性があるかどうか、可罰性の意識があるかどうかということである。自由な意志決定の有無について科学は、ただ慣行規則

（規約／慣例《コンヴェンツィオーン》）に従って判断することしかできない。その慣行によれば、経験的に確認可能な一定の精神状態が存在すればただちに自由が無いと判定し、それ以外の心理状態にあればその場合には自由があると判定するのである。自由の問題を意識していたダメロフ（一八五三）は次のように書いている。「これまでに当精神科病院《イレンアンシュタルト》に入院していた（一一〇〇人の）患者のうちの一部の者たちはいつでもどのような行動に対しても完全に責任を有する状態であったし、今もそうである」。この考えからすれば、疾患の診断だけで自由な意志決定の可能性をただちに否認すべきでは決してないということになる。その可能性を否定するには、その（犯罪）行為の際の状態を個別に分析する必要があるのである。しかし慣行規則（規約）に従うのであれば、これと異なる手続きで判断がなされることになる。たとえば、正常なアルコール酩酊の最も強い水準にある人は自由な意志決定が可能であるが、異常酩酊にある人は自由な意志決定はできないとされるのである。進行麻痺の診断があるだけで自由な意志決定の可能性は排除される。ここで第一次世界大戦より前に私自身がおこなった鑑定例を二例簡単に紹介して、実際の場面におけるさまざまなむずかしさを例示しておきたい。

田舎に住む郵便配達員の男性は、仕事を完全にこなすことができていたのだが、あるときあまり大したことのない窃盗をおこなった。この男はかつて精神科病院にいたことがあるという話があったので、彼の鑑定がおこなわれることになった。昔の病歴を取り寄せて調べると、明瞭な統合失調症の急性増悪期が一回あったことがわかった。鑑定における診察では一定の症状があり、過去の病歴も考えると、それは確かに統合失調症性の症状と確認できた。診断は明らかであった。当時の慣行（規約）によれば、統合失調症（早発痴呆《デメンティア・プレコックス》）は進行麻痺と同様、それだけで、自由な意志決定の能力を否認する十分な理由となるのだった（その後に起こった統合失調症概念の混乱や、正常にまでおよぶ移行型の承認などの事情はその頃にはなかった）。このようなわけで鑑定人としては、見たところ普通で病気とは思えない【本文誤植】この男性を、診断に基いて刑法五一条に該当する病人であると認めざるをえなかった。検察官は憤激し、鑑定人を含む全員が驚くこととなったのだが、承認されている規則を自動的に適用することにより被告は無罪とされたのである。

　もう一つの例は、虚言者の典型とも言える男性で、空想的作り話の才能が発作のように時おり出現するのが特徴であった。この男がまたしてもいくつかの詐欺事件を起こしたのだった。私は法廷で（有名な犯罪学者フォン・リーリエンタールが陪席判事であった）四五分ほどにわたって、彼の生活と犯罪のおりなす数奇な物語を紹介し、一定の期間のみに見られる行動や、頭痛を伴って出現する症状について説明し、次のように結論した。この人はヒステリーであり、人間としての特性の偏りはあるが、疾患過程に罹患しているのではない、と。そして、少なくとも詐欺の行為を始めた時点において自由な意志決定能力が存在したことを否定することはできないと私は述べた。しかし、私の叙述が人々に強い感覚を引き起こしてしまったせいかもしれないが、内的必然性という印象のために、法廷は鑑定人の判断に反し無罪を決定した*一。

このような患者への対処や判定と区別すべきものが精神療法である。精神療法は、心の交わり《コムニカツィオーン》によって患者を助けようとし、患者の内面をその最後の深みにいたるまで探究しようとする試みであり、治癒への道程における何らかの導きの手がかりを見いだそうとするものである。精神療法は、以前は副次的な手法でしかなかったのだが、この数十年の経過の間に、臨床における一つの包括的な問題になるに至った。精神療法に対して、拒否的な方向にであれ、熱狂的に支持する方向にであれ、何らかの判断を下す前に、まずそれについて根本的によく知っておく必要がある。

（d）**一般医学的な治療法の諸段階への対応づけ**。医師が治療のためにおこなう行為には、さまざまな意味水準のものがある。治療行為のさまざまな段階を思い浮かべてみよう。どの段階の治療もそれぞれ限界にぶつかる。この限界の地点で、治療の効果は減衰し、別の新たな段階への跳躍が必要となってくる。

（aa）医師は腫瘍を外科的に取り除き、フルンケル（腫れもの）を切開し、マラリアに対してはキニーネを、梅毒に対してはサルヴァルサンを投与する。こういった場合、医師は技術的・因果的に治療

＊一　意志決定の自由の問題については以前の時代の考え方を検討してみるのも役に立つだろう。たとえばFr・W・ハーゲンの「コリンスキー（司法心理学的審査の一例）」Fr. W. Hagen : Chorinsky : eine gerichtlich psychologische Untersuchung , S. 192 – 214. Besold, Erlangen 1872. を参照。

をおこなっているのであり、生体装置のしくみの故障を物理的および化学的に回復させるのである。このような領域では、最も効果的な治療法が実行され、その効果についての理解も進んでいる。ここでの限界は、全体としての生命そのものである。

（bb）医師は生体の置かれている条件を変えることによって治療する。たとえば、食事（ダイエット）、別の環境、休養と活動の配合、訓練などである。こういった場合における医師は、全体としての生命がそれ自身を助けること（自助）が成功するように手伝いをしているのである。ここで医師は、庭仕事にいそしむ人のように、手入れをし、刺激を与え、常に自分の行為の結果に応じてやり方を変えようとする。このような領域は、合理的に制御される技芸としての治療法の領域であるが、その基盤となるのは生命を本能的に感知するという能力である。ここでの限界は、人間においては生命という現象がそこで生起して過ぎ去っていくというだけでなく、それ以上に人間は思考する心として存在しているという事実である。

（cc）医師は個別の技術や看護術全体を用いることで身体を回復させるだけではなく、悟性を備えた存在としての患者に向き合う。医師は、患者を対象として取り扱うだけではなく、患者との交《コムニカツィオーン》わりに踏み入る。患者は、自らが主体となって医師と共同して異物としての病気に対処していくために、まず自分に何が起こっているのかを知らなければならない。こうして病気は、医師と患者のどちらにとっても、対象（客体）となる。患者が医師とともに因果的（根治的）あるいは養生的な治療法の成功を目指している時、ただ治療をおこなう者とただ治療を受ける者という役割と筋立てはもはや意味を失っている。しかし患者はまた、自分に何が起こっているのかを知ることを欲するものでもある。患者は、自分の状態をよく知っているということを自分の尊厳と感じるだろう。医師は、患者の側からの自由の要求を承認し、彼が知り、思っていることをすべて残らず患者に伝える。患者がこの情報をいかに利用し、処理するかは患者に任せられることになる。ここでの限界は、人間は必ずしも信頼に足る理性的存在ではなく、人間は思考する心として存在しており、その思考は、生命存在としての身体のあり方に深い影響を与えるものであるという事実である。

人の恐れと期待、人が考えたり観察したりする内容は、身体の生命活動に測り知れない影響を与える。人間は自分の身体に対してただ空気のように向かい合っているわけではない。だから医師は、自分が患者に伝えることがらによって間接的に患者の身体そのものにも影響を与えるのである。ある人が、自分の状態について告げられる内容や考え得る内容に反して、自分の身体と生命に対して（自分の思考によって）もっぱら良い方向への影響だけを与えるといったことは、きわめて極端な場合にしか起こらない理想にすぎない。このことを考えれば、医師は、自分が知っていること、考えていることをそのまますべて患者に話してよいということには決してならないだろう。医師が患者に話をするのは、患者が医師からの話によってただなすすべもなく傷つけられてしまうとか、患者がその話を自分の生命に不利になるような方向に使用してしまうとかいったことがない場合のみにしておかなければならない。

すべてのことを知ってもかまわないような理想的な人がいるとしたら、その人は次のような条件を満たしていなければならないだろう。その人は、客観的な知とされているものに対して批判的な態度で臨み、それを保留し、絶対化しないというだけの十分な力を持っていなければならない。言い換えれば、その人は、確実で逃れようのないことだとされていることの中にも、わずかながら疑問や他の可能性が残っていることを見いだすはずである。経験的なものごとにはそのような可能性が必ず伴うものだからである。また同様に、その人は、確実に良好な方向に進むと予想されていることの中にも、わずかながらも危険が潜んでいることを見ぬいているはずである。さらにその人は、常に脅威にさらされていることを知りつつ、未来に向けて計画を持って、十分に理由のあることを実行できる人であるはずであり、衰退や没落に向かっている途中にあっても目の前の現在をしっかりと生きていく人であるはずである。その人が病気になって、知り得ることをすべて知らされるということになった場合でも、不安や恐怖がその人を支配することはないはずである。しかし、そういう場合が仮にあるとしても、それは例外にすぎないのであるから、医師としての行為において別の新たな責務が生じることになる。すなわち、患者に知を残らず伝達するという形での交《コムニカツィオーン》わりを脱して、医師は患者を心身統一体という全体として視野の中に収めているのでなければならないということである。

(dd) 患者を心身統一体として取り扱うということによって、しかし解決しがたい難問が常に生じてくる。患者は一人の人間であって、であるとすれば、自分自身に何が起こっているかを留保なき交わりの中で知る権利を持っているはずである。しかし、彼は不安の中において、人間としてあるべき状態にはない。不安のために、すべての知はその意味を転倒させてしまい、知ることの結果としてまがまがしく破滅的な事態をきたすことさえある。こうして患者は知ることを要求する権利を失う。しかしこのゆがんだ状態は理念として最終的なものではない。真に知ることができるという他に例のないあり方へ向かって人間は成熟していくことができるかもしれないのである。こうして患者は、拘束された状態と本来の人間存在との中間に存在するものとなる。この中間存在においては精神療法が役に立つだろうという期待がある。

このような意味での精神療法（心理療法）は、医師にとっても患者にとっても、意識されぬままに成立することがある。たとえば、医師の側が、患者に伝えることがらを制限し、伝達内容にも権威的な色合いを与えるということがある。患者はそれを素直に受け入れ、深くは考えず、言われたことはただ正しいと信じ込む。こうした権威と従順は、医師の側でも患者の側でも、不安を追い払う。こうして医師も患者も、見かけ上の確かさに頼って安心を得ている。しかし、いかなる専門知識も絶対のものではなく相対的なものでしかないということを医師が意識するようになると、この確かさはただちに崩れてしまうだろう。こうなると、医師の権威的な姿勢もそれまでのような効果を失うだろう。医師は権威の仮面によって自分の安心感を守ってきたのである。しかしここで、優越した立場にある医師が、自分の知識や能力にはどうしても限界があるものだということを患者に打ち明けて彼の権威を放棄するようなことになると、今度は患者の側の不安がふくらんでしまう。このようなことをする医師は、このような状況でどこまでも自分の正直さにこだわったせいで、ものごとをうまく進めることができなくなるだろう。だから、医師も患者も本能的に、自分に安心を与えてくれるものとしての権威にしがみつくことになる。患者から全面的な信頼や従順さが得られないとき医師は神経質になるし、医師が自信ありげにしっかりふるまわないとき患者は神経質になるものだが、この二つのことは相互に絡み合っている。

　権威によるこうした精神療法は無意識のうちに発生するのだが、医師が患者の心身統一体の全体へ向けての治療をおこなおうとして精神療法を全面にわたって展開しようという時には、今まで医師において無意識におこなわれてきたことが意識されるようになる。この段階では互いに悟性を備えた人どうしの留保なき伝達はおこなうべくもなく、医師の側によって交わり《コムニカツィオーン》は限定され、それゆえさまざまなところで中断されることになる。これは患者のためを思って中断されるのであるが、中断の事実を知っているのは医師だけであり、患者はそれに気づかない。医師はその内面において（それを外に表すわけにはいかないのだから）患者に対して距離をとり、その患者という人間を全体として再び自分の対象として見るようになる。そしてこの対象に対して、医師は全体として効果的な治療はどのようなものかとあれこれ考え、そのような中で患者に告げる言葉も制限されることになる。自分が知っていること、思っていることを患者に対して何もかも自由に語るということはなされなくなり、医師のどのような言葉も行動も、それが患者に及ぼす心理的効果という面においてすべて計算されなければならなくなる。こうして医師と患者は、医師の側の意図によって、互いに離れていくことになる。それでも患者は人間的な親近感を持ち続けるかもしれない。このように治療の過程に応じて医師は役割を変えている。

そのようなことをおこなっていくためのやり方は、非常に広い幅があって、ごく単純な手段から崇高な世界観をもって執行されるようなものにまで及んでいる。俗にショック療法と呼ばれるような「患者を驚愕させることによる治療法《ユーベルルムペルングステラピー》」、電気を使う怪しげな治療法、環境を変えるよう強制する方法、さらには催眠、権威的な要求と命令といったやり方は、思い切ってやってみるとしばしば成功するということが、一定の症状に対しては見られるかもしれない。しかしそのようなやり方の実際の有効性は限られた範囲のものであり、そのような手法は、それ以上に発展したり深化したりするということもほとんどない。深層心理学、「精神分析《プシユヒヨアナリユーゼ》」と「精神総合《プシユヒヨジユンテーゼ》」やそれらから派生した学派によってなされる精神療法的なさまざまな方法は、やり方としてもっと洗練されているが、そうした方法が効果を持つ場合には、その学説が真理であるという信念によって成り立つような何かが常に潜んでいるものである。

これらのあらゆる精神療法の限界は、第一に、医師にとって患者とただ距離をとるということさえ実際には不可能であるということである（どうしても、共感や反感を伴うような主観というものがそこに入り込むからである）。医師は、患者に心理的な効果をもたらすためには、自分自身が自然な活力を持って生き生きとした様子でそこに立ち会っている必要がある。つまり医師は、患者に信じてもらおうとしていることを、自分もまたいくぶんかは信じていなければならないのである。限界の第二は、全体としての人間を対象化し、それを治療という行為の対象とするということが、原則からして不可能なことであるという点にある。ある人を何らかのものとして対象化することができるとしても、そのように対象化された何らかのものとしての彼は決して彼そのものではない。ところでそういった（対象化されえない）彼そのものが何であり、彼そのものが何になっていくかということは、その人において神経症的な現象が発展したりあるいはそれが治癒したりするという場合に、結局のところ決定的な意味を持っている。患者であるその人そのものとの関わりにおいて、すなわちその人の可能な実存との関わりにおいて、医師が何らかのことをなしうるのは、そこにおいて患者がもはや一つの症例ではなくなるような歴史的具体性の中においてのみである。この歴史的具体性の中においてそのようにして一つの運命が生じ、その運命はその運命の開明《エアヘルング》を通じて自らを実現していく。対象化された人間は、何らかの技法や看護や療法によって治療を施すことができる。しかし、その人そのものとしての人間は、ただ運命共同体において自らに立ちかえることができるだけである。

（ee）したがって医師と患者の関係にとって最終的なものとして存在するのは、実存的な交わり《エクシステンツィエレ・コムニカツィオーン》だということになる。この交わりは、あらゆる治療法《テラピー》を、すなわち計画や企画にしたがって実行しうるようなすべてのことがらを、超え出るものである。すべての治療行為《ベハンドルング》は、可能な実存を生の基盤とするような理性存在であるところの自己から自己へ《フォン・ゼルプスト・ツー・ゼルプスト》向かう一つの共同体によって受容され、かつその限界を規定されることになる。この共同体においては、たとえば沈黙するか語るかという選択は、一方において、人間全体を見渡すことが可能だとする立場から生じるような規則の下に置かれることはないし、他方において、人間はすべてのことをいつでも何の備えもなしに聞くことができ自分で好きなように処理できるかのように、全くの恣意に委ねられるということもない。状況の歴史的具体性を持ったものごとの中において自由から自由に向けて問いかけがなされ、探索がなされる。後見人のごとくふるまったり、抽象的な要求をふりまわしたりするようなことはない。沈黙するにしても語るにしても、この運命共同体を背景とせずにただ悟性に従ってそれがなされるのであるとしたら、どちらの行為も罪を帯びることになるだろう。医師と患者はいずれも人間であり、その人間として彼らは運命を共有している。医師は単なる技術者ではないし、単なる権威でもない。医師は、実存に向かう実存《エクシステンツ・フューア・エクシステンツ》なのであり、他の人間と同様のうつろいやすい人間存在である。ここには最終的な解決といったものはもはや存在しない。

ここでの限界は、運命を共有する者としての人間がまさにそのような者としてありうるのは、超越と呼ばれるある存在の内実においてにすぎないということにある。単に主観を備えたものとしての現存在や、それ自体としての実存は、そのような結びつきをもたらすものではない。というのも、人間の実存は、なるほど確かに、世界の中においていかなる場合にも自らを脱《アウス・ジッヒ》するところのものではあるのだが、しかしその実存そのものは超越によって置かれているものなのであり、実存は自らが超越によって贈与されたものであることを知っているものであるからである。

これまで述べてきたように、医師の治療は、さまざまな段階を経過することによって成り立っている。その発展の究極には、治療はなされなくなり、かわりに人間の全体としてのふるまいが問題になるという段階があるだろう。そのようなふるまいこそ、治療を導いているものではあるが、それは治療そのものを実行するものではありえないものである。医師の治療というものをこのような意味で捉えるとすれば、神経医（精神療法家）の知とそのふるまいは、医療全体の中においてある独自な意味を獲得することになる。神経医だけが、その専門性に基づいて、意識的に、しかも一貫した形で、人間を一つの全体として見なすということをおこなう。神経医は、人間をその身体器官の一つと見なすようなことはしないし、あるいは人間をその身体全体と見なして身体以外のものを無視してしまうようなこともしない。神経医のみが、患者の社会的状況、患者をとりまく環境、患者の運命と体験を考慮し、治療の計画をおこなう際にそれらを計算に入れてものごとを進めるように心得ている。医師が神経医としての特性を強く持てば持つほど、その医師は医師としての課題全体を難なくこなせるはずである。

　こうした場合に患者において起こっている最終的かつ決定的なことは、「明らかになること《オッフェンバールヴェルデン》（顕性化）」だと言ってよい。患者は自分について、これまでよりはっきりとわかるようになる。それは、第一に患者が自分について知りうることを伝えてもらい、また特定のことがらについて情報を得るということによってである。第二に、患者が言わば鏡の中に自分を映して見ることによって、自分について知ることを学ぶということによってである。第三に、患者が内的な行為において自らを際立たせることによって自らを見通せるようになるということによってである。第四に、患者が実存的な交わり《コムニカツィオーン》において自分の顕性化を確証し完遂することによってである。ものごとを明らかにするという過程は、精神療法における本質的な基本方向である。ただしこの過程は単純化されてはならない。というのも、この過程は分節を持った一つの全体なのであり、ある段階が別の段階と取り違えられるようなことが起これば、この過程をうまく進んで行くことはできなくなってしまうからである。この明瞭化への過程は、人間が自身に対して明らかになる《ダス・ジッヒ・オッフェンバール・ヴェルデン》ということであり、計画に基づいておこなわれる精神療法によって得られるようなものをはるかに超え出るものである。この過程は、人間が哲学しつつ自己になること《ダス・フィロゾフィーレンデ・ゼルプストヴェルデン》へと導いていくものである。

治療における医師のふるまい方の典型として挙げる次の二つのいずれかをとるか——そこには根本的な違いがある。すなわち、医師が自己存在へと目を向け、明瞭化の過程をそのすべての段階において促すように努め、交わりにおいて顕性化のパートナーとして機能するという方向でふるまうのか、あるいは、自然科学の手段を用いながら治療の努力の焦点を身体的または心理的な病的メカニズムに定めるという方向でふるまうのか、この二つである。これは決定的な違いをもたらす。確かに、自分を見通すという明瞭化の進行に伴って病的なメカニズムが修復されるということが起こることがあるかもしれない。というのも、そうした病的メカニズムは、さまざまな実存的な可能性を持つ人間の内的な歩みが真理の道を踏み外してしまったときにのみ作動するものかもしれないからである。しかし、病的メカニズムは、そのような事情がなくてもやはり作動してしまうことがある。場合によっては、実存の真の高揚と関連して病的メカニズムが発動するということさえある。そのような場合には、深層心理学や精神療法が治療的介入をおこなうのとは原則として別のところで介入をおこなう必要がある。

したがって、治療において生じる最も深い対立関係とは、医師が自然科学的に探究可能な生物学的事象に目を向けているか、あるいは、医師が人間の自由に目を向けているかという二つの方向の間にある。人間存在の全体を考慮するのであれば、医師がその視野の中に生物学的事象に埋もれた人間しか見ていないということは誤りであり、また同様に、医師が人間の自由をその仮象へと貶め、自由は自然と同様に経験的にそこに存在するものであり、治療の手段として利用できるものであるなどと見なすのも誤りである。生命とは、私がそれを治療することのできるものであり、自由とは、私がそれに向けて訴えかけることだけができるものなのである。

（e）**人間の抵抗というもののさまざまな種類。精神療法的治療を受けるという患者の決断。**人間において三種類の抵抗が存在する。第一には、絶対的な抵抗というものがあり、それはその本質において変えようのないものであり、ただ外面的に形を整えることができるだけのものである。第二には、内面的に形成可能なものとしての抵抗というものがある。第三には、本来の自己存在の抵抗というものがある。第一の抵抗に対しては、動物の調教に似たようなことによって効果を与えることができる。第二の抵抗に対しては教育と規律の徹底が有効であり、第三の抵抗に対して働きかけるには実存的な交わりを要する。人間は誰でも、自己自身のうちでこれらの抵抗に出会っており、自分を調教し、自分を教育し、自分自身との間で開明的交わりを持つということをおこなっている。自分でなく他者における抵抗を取り扱う場合を考えると、この相手の人は第一の調教の場合においては純粋な対象として存在する。第二の教育の場合、相手は比較的開かれた交わりのうちに存在するが、しかしそこにはかなりの距離があって、それだからこそ計画的で教育的な働きかけが生じるのである。第三の場合には、人はその人自身として、運命的結びつきをもとにして、完全に開かれた形で、同じ水準において互いに相手と向かい合うことになる＊二。調教という営みにおいては心理的なことは問題にならない。教育の場面では、精神に関わる内容も用いられるのだが、その内容とは、あくまで権威的に制限を受けた議論において導かれる根拠のことである。実存的交わりは、相互性の中における開明であって、その核心においてあくまで歴史的なものであり、個別の例に対する普遍的で応用可能な洞察を意味するものではない。そのような交わりは確かに起こるものであるが、それが起こるものだからと言って、それは治療に使用できる道具になるというわけではない。すなわちそれは、それを何かに応用することをもくろんで利用できるといったものではないのである。

　人間においては援助の欲求があったとしても、精神療法に対してだけでなく、一般にすべての医

＊二　交わり《コムニカツイオーン》のさまざまなあり方については、私の『哲学』第二巻 Philosophie. Bd. II. の交わりについての章を参照。

療に対して何らかの嫌悪感が存在するものである。人間の中には、自分自身を助けたいという何ものかが存在しているのである。人間におけるさまざまな抵抗は、その人がひとりでそれを克服したいと思うような抵抗である。だからこそニーチェは次のように言うことができたのである。「患者に助言を与えた者は、患者に対して優越感を持つ。その助言が受け入れられようと、拒絶されようと、それは同じことである。だからこそ、いらいらしやすく自尊心の高い患者は、助言者を自分の病気以上に憎むのだ」。

仮に患者が医師とともに協力して、二人のどちらにとっても疎遠で見知らぬようなものに対して臨むのと同じように、病気に対して臨むのであったとしたら、困難は少なくなるはずである。というのも、もしそうであったとしたら、患者の自己意識は医師の自己意識と同等の水準において障害に対して立ち向かうことになるからである。しかし、心が自分に対して要治療だと宣言すべきだということになったとき、その人は原則としてそれを受け入れようとしないものである。人間は心の問題に関しては、身体の問題の場合とは全く異なる感じ方をするのである。確かに、その人の自己意識の抵抗は、他者の自己意識とともに、愛しつつも闘うという交わりの中へと歩み入ろうとするだろう。しかしそれはその人が、その人自身も見通すことができないような形でその人の内面の動きを決定してしまうような依存と支配の関係に自分を委ねるということではない（行為や仕事などの外の世界において何らかの支配を受け入れるといったこととはわけがちがうのである）。治療がおこなわれるためには次の二つの場合のどちらかであることが必要である。一つには、人間的な弱さの意識があって、この自覚によってそのような内面の支配も必要だということになり、私人《プリヴァートペルゾーン》としての自分の心を導いてくれる人を特に定めて、その人に自分をまかせるということをあえてしようという場合である。個々の人がこのような見方をしたからといってその人の何かが損なわれるといったことは全くない。その人はただ、すべての人が必要とするものごとをそのまま受け入れているにすぎないのである。もう一つには、自分が病気であるという特別な意識が生じている場合である。自分が心の病気にかかっているのだという判断は、自分が心の治療を受けようという決断の条件である。病気の人だけが治療を必要とするものだからである。

しかしながら私たちは病気という概念（疾患概念）がさまざまな意味を持つことを知っている。病気であるという判定は、たとえば、その人が自分の心理事象を制御しえないということを意味する場合もあれば、その人の作業能力が十分でないということを意味する場合もあり、また、単にその人が苦しんでいるということを意味する場合もあり、そしてまた、その人が自分の課題不履行に対して、あるいは自分の発動性や感情に対して、あるいは自分の行為に対して責任を負うことができないということを意味する場合もある。

自分自身の心の病気を認め、受け入れるという決断は、言わば、公民権の喪失 capitis diminutio と同様のことを意味してもいる。ある心理現象を病気であると認めるという決断がこうした意味を持ちうるのは、その心理現象がなおも十分に自由のおよぶ範囲にあるときに限られる。風邪をひいたとか、肺炎にかかったことを認めてもそのようなことにはならないし、梅毒による進行麻痺だとか脳腫瘍でもそうはならない。早発痴呆《デメンティア・プレコックス》や「てんかん」の場合にもそのようなことにはならない。患者が公民権喪失と同様のことを感じるのは、その病気においては、自由が実際に存在しており、自由でありたいという要求も衰えていないので、それゆえ治療を要するという事実を認めることがただちに自由喪失を認めることにつながってしまうからである。もともと自由がなければ、自由喪失を感じることもないのである。しかし他方で、ある心的な現象系列が進行した末に意志の自由が失われ、それゆえ責任を負うこともできなくなるということもあるのだとすれば、そのような病気の人を信用して、その人に何かを任せたり、責任の重い仕事を与えたり、その人と一緒に協力してやっていくなどといったことは、最初から限定的にしかできないということになるはずである。だからこそ、ある種の人たちにおいて、心の深奥に達するような、その人全体に関わるような精神療法という方法に対する嫌悪感が自然に生じることになる。そういう嫌悪感を抱くのは、独立心が強く、即物的で、何らかの信念を持つような人である。しかしもし、特別な精神療法的技法というものが可能であるとすれば、すなわち、その人の全体に関わるのではないように見える治療技法が存在するのだとすれば、どうであろうか。実際、そういう技法として催眠、自律訓練、運動療法など多種のものが存在している。こうしたさまざまな技法は、人の心そのものとは直接関わりがなく、最終的に達せられる目的（たとえば、何らかの身体的愁訴から解放されることなど）以外には何も持たないただそれだけの心理技術的手段である。だがそれでも、こうした技法が心理的側面を持っているというだけで、恥じらいや自尊心によるこうした手段への忌避が患者に生じるかもしれないという可能性はどうしても消すことができない。

いかなる程度においてであるにせよ、精神療法を受けようという決断はやはり間違いなくその人の一つの決断なのであり、人生における一つの決定――その方針が良いか、悪いかには関わらず――と同様の意味を持つものであるということは否定できない。

（f）**精神療法の目標と限界**。患者が神経医にかかるとき、患者は何を達成したいと思っているのだろうか？ 医師にとって治療の目標は何であろうか？ もちろん「健康」だということになるのだが、その健康という語の意味ははっきりとしたものではない。ふつう「健康」だとされているのは、ある人たちにとっては、考えることもなく、楽観的に、落ち着いて生きているという気分であり、別の人たちにとっては、神が常にそこにいるという意識があって、安心と確かさ、世界と未来に対する信頼を感じられる状態である。またさらに別の人たちが自分を健康だと感じるのは、自分の人生における悲惨なことがら、自分自身で認めることができないような行為、自分の状況のあらゆる悪しきことがらが、それらをごまかすような理想やそれらに弁解を与えるような解釈によって覆い隠されるときである。そしてまた、医師レリング（イプセンの『野鴨』に出てくる）の治療が健康と幸福の促進に最も効果的であるような人の割合も少なくないのかもしれない。この医師は自分の患者について次のように言う。「私は彼の中の人生の嘘がそのまま保持されるように骨をおっているんだ」。レリングはまた「追及と弁明の熱病」を嘲笑しながらこのようなことを言う。「平均的な人から人生の嘘を取り上げてしまったら、それと一緒にその人の幸福も取り上げてしまうことになるだろう」。真実というものが、望ましい治療の一つの道であるということを、私たちは留保なく肯定している。だがたとえそうであったとしても、虚偽が人を病気にするとまで言うのは早まった判断、すなわち先入見である。自分自身と周囲に対して抜け目のない虚偽を塗り重ねることでこの世でうまくやっている人たちは確かに存在しているのである。だからこそ、治癒するとはどういうことなのかということについて、さらにまた、あらゆる精神療法的な努力の限界について、ここでよく考えておくことが原則として不可欠なのである――これらの問題について最終的な答えを出すことは不可能であるとしても。

1　治癒するとはどういうことなのか、という問い。いかなる治療法においても、治癒とは何かということが知られているということが暗黙の前提となっている。身体的な病気の場合、このことに関してはたいていの場合何の問題もないと言ってよい。しかし、神経症と精神病質の場合はそういうわけにはいかない。この場合、治癒ということの意味は、信仰や信念、世界観、倫理観（エートス）と呼ばれるものと、切り離せない関連を持つことになる。この関連は、決して一義的ではなく、真理と虚偽を同時に含むような関連である。治療において医師が目指すものが、すべての世界観やすべての宗教において均しく客観的に望ましいものとして、すなわち健康として、認められているようなものに限定されると想定しているのは、ただの虚構にすぎないのである。

一つの例を挙げる。J・H・シュルツは、「自律的黙想（没入）状態」についての彼の研究の中で治療の目標について論じている。彼によれば、自律的黙想状態とは「世界観的態度に拘束されない」ものである。というのも、精神療法では「人間こそがすべてのものごとの基準」だからである。治療により引き起こされる自律的黙想状態は「他では達成しえないような、生命にふさわしい自己実現」のために役立つものである。「患者による自己の実現」、「解放されて調和的な完全なる人間の発展と形成」こそが精神療法の最高の任務である。自律的黙想は「自己決定によってなされる内観を通じて自分の人格に対してその人格に応じた形で作業をおこなうこと」を促すのだという*三。なんとあいまいな言い方であろうか！こうした黙想状態は数千年にわたり、ヨガの技法において、さまざまな秘教的瞑想法において、あるいはイエズス会士の静修《エクセルツィーティエン》において、利用されてきたものである。しかしここには大きな違いがある。ある経験の存在の意味、無制約にして絶対的なる何かがその目標だったのであり、目指されていたのは心理学的技法ではなく、経験論的な――自律訓練の理論では人間は内在的に（経験のおよぶ範囲内で）完結しうるとされている――あり方における人間でもなかったのである。シュルツは、黙想に含まれるそうした信仰の達成という側面を切り落とし、ただその技法だけを問題にしようとしたのである（彼はこうした技法を史上初めて純粋に、かつ一貫して経験論的に研究したということになる）。しかしこのことによって必然的にさまざまなものが失われてしまっても

*三　J・H・シュルツ「自律訓練法」二二四、二九五頁および本書中の引用箇所：Schultz, J. H.: Das autogene Training, S244, 295 u. a. a. O.)

いる。すなわち、人間の存在意識に対する深遠な効果が、あるいはまた形而上学的経験の根源が見失われ、したがってまた実存的な熱情とか真剣な態度といったものも見失われているのである。しかし、シュルツは経験論的な医療効果だけに焦点を当てようとして、知らず知らずのうちに一つの治療目標の公式を使わざるを得なくなっている。それは一つの特殊な世界観を前提としたものであって、前の時代には人々を信仰に駆り立てる動力であったものが今日別の形をとって現われているようなものと考えてよい。つまりその内実は、市民的個人主義なのだが、しかしゲーテ的人文主義の時代のそれとはかなり隔たった形での市民的個人主義である。いずれにしてもこのような個人主義的世界観は、J・H・シュルツにとってあまり近しいものではなかったにもかかわらず、治療目標の前提となっている。自律的黙想状態の中には——実際にはひどく不透明な形においてではあるが——人間の究極の使命という意味合いが入り込んでいるのである。

これと対立する主張がフォン・ヴァイツゼッカーによってなされている。「人間の究極の使命などというものが治療法の対象となることは全くありえない。そんなことがあるとしたらそれは冒瀆だということになる」。この命題が正しいとするなら、治療において目指されるものは定まっていないのだということになる。「病的な事象を一定の範囲に、あるいは一定の軌道の中におさめておくことができるとしたら、それだけですごいことである」。さらにヴァイツゼッカーによれば、目指されるもの（目標）は、科学によっても、人間性《フマニテート》によっても、それだけで定められるものではない。その目標は、それらとは別のものによって、すでに世界の中において明瞭な形で規定されているのだという。「もし私たちが純粋に人間的な態度をとるようにしたいと思うとしても、その態度は国家秩序の中で限界にぶつかることになるのだ」。

精神療法の努力の目標として他に挙げられるものは、健康、労働能力、作業能力、享楽の能力（フロイト）、共同体（社会）の中に組み入れられていること（アードラー）、創造の喜び、幸福の能力などである。こうした不定で多様なものが挙げられること自体が、目標の疑わしさを示している。

精神療法の実施において目標設定に対する世界観的な根拠を取り除くことは不可能である。そうした世界観的なものを覆い隠すことは可能であり、それらをカオス的に揺れ動かすこともできるだろう。しかし、いかに純粋な医療的治療手続きであれ、それ自体の権利とそれ自体の理由だけによってそれを展開するということはできないのである。このことは個々の現象の捉え方にまで波及する。たとえば、不安を取り除くということが当たり前のように治療目標として掲げられるということがよくある。これに対してフォン・ゲープザッテルが述べたことは今もなお真理である＊四。「恐怖のない生活というものは追求する価値があるということは確かであるとしても、不安のない生活というものが本当に追求に値するものかどうかということは疑わしい。……この現代という時代に生きる人たちの大多数は、想像や空想をしなくなり、言わば心の貧困をきたすことによって不安からの

＊四　フォン・ゲープザッテル v. Gebsattel : Nervenarzt 11, 480 (1938).

自由（不安のない状態）を生きているように思えてならない。この（不安からの）自由は、より深いところでの自由喪失と表裏一体の関係にある。だからこそ不安を呼び起こすこと、そしてそれによって生き生きとした人間性を呼び起こすことこそが、エロスが教師として Eros paidagogos 人間を支配するこの時代において、人間の厳格な務めでありうるのである」。

これとは反対方向の目標設定がプリンツホルンにおいて見いだされる[*五]。彼はかつて、精神療法の学派が宗教の教団のような性格を持つことは避けられないことであるとして、これを容認したのである（ただし彼は別の時には、精神療法の未来は、精神療法が内科臨床の中に溶け込んで、そこに解消されていくことにあると考えていたこともある）。プリンツホルンは、世界観とは無関係な自律性を備えた精神療法などというものはありえないと公言した。さらに彼は精神療法家にきわめて高度な任務を課している。すなわち、「不安に満ちた孤立から生の全体へと、新たなる共同体へと、世界へと、そしておそらくは神へと至るための媒介者として」の任務を精神療法家に求めている。しかし精神療法家がこのような媒介者となることができるのは二つの場合だけである。一つには、人格的に他に例を見ないような人の場合である。それは、頼りにできず、公平でもなく、行為や話をする場合にも何を基準に動いているかはっきりしない人だという。もう一つの場合というのは、「教会、国家、政党といった閉鎖的な文化的共同体」を背景に持つときである。こうした背景を持つことによって、（精神療法の場面において）何らかの基準に従って確固とした答えを与えることが可能となる。「精神療法家が自分の人格を離れて治療をおこなうということが可能になるのは、彼の行為の根拠となるような高次の力

（権力）に頼ることができるときだけである。したがって、精神療法の学派が宗教の教団のような性格を持つということは、本来の道を踏み外したといったことがらではなく、ある不可避的な発展が実現されたということなのである」。

2 精神療法の限界。治療の目標は、達成しうることとは何かということによって決められなければならない。精神療法は克服しえない限界を持っている。主な限界は二つある。

（aa）治療は、その人の生そのものによってしかもたらされることのないものの代理をすることはできない。たとえば、人生の長い年月にわたって運命を共にして生きるという愛による交《コムニカツィオーン》わりにおいてのみ到達しうるようなもの、すなわち誰にも明らかな形をとって自己が自己になっていくような生成というものがある。これを何かによって置き換えるということはできない。精神療法をおこなうことによって何らかの明瞭化がもたらされるのだとしても、それは具体的で、限定的であり、理論的であり、権威に縛られたものでしかない。多数の人のために繰り返しなされる仕事の成果としては決して達成しえないものを達成しようとするなら、相互性へと踏み込んでいくしかない。さらには、生きるということそのものが、この世界の中における責任を伴う課題を与

---

＊五　ハンス・プリンツホルン「精神療法──その前提と本質と限界」Prinzhorn, Hans : Psychotherapie ; Voraussetzungen, Wesen, Grenzen. Leipzig 1929.

え、いかなる治療も人為的につくりだすことのできないような真剣な仕事をもたらすにちがいないのである。

(bb) 治療者は、患者であるその人がもともとそのようであるところの「あり方」に接し、その人のそのような「あり方」が変えられないものであることを知るだろう。私は、私の自由において、私がそのようであるところの「あり方」に対して立ち向かうのだが、それ(その私の「あり方」)は、私が変えることのできる何かであり、またはそれを引き受けることにおいて転換しうるような何かである。ところが、他者を治療する場合には、変えることが不可能なものを想定しておかなければならない。いかにしてもそのままにとどまるような、生まれつきの性格というものが存在するのである。個々の場合に、その変わらないものが何であるのかということを確定的に述べるようなことは不可能であるかもしれないが、それは、決して克服できない抵抗なのであって、まさに変えようのないその「あり方」がその人の苦しみとなっていて、医師に対処を求められることがあっても、そういう場合いかなる治療の試みもむだであるということは、医師なら誰でも必ず経験して知っているのである。このようなその人の「あり方」に対する治療は無益である。精神療法をおこなう人は、その基本的姿勢において、このことを認め、受け入れていなければならない。そうすることで精神療法ははじめて信頼に値するものとなる。治療において変えられないものとは何かを明らかにすること、それをいつでも見分けられるようにすること、つまり確実に診断できるような水準でその現象を捉えられるようにすることは、精神病理学者の思考を推進する常なるる課題である。というのも、精神病理学者は、すでに定まっていて受け入れるしかないことがらと、外から影響を与えて引き出しうることがらとの二項対立の緊張関係の中に常に置かれているからである。しかし、患者その人の（治療において変えることのできない）「あり方」に対する（医師の）関係の取り方にはさまざまな幅広い余地がある。一つにはそれを隠蔽してしまうというやり方がある（この治療は、患者を落ち着かせることとだますことを目標にすることになる）。つまり、ここでおこなわれる方策は、「（万策尽きたが）何か起きんがため ut aliquid fiat」といった意味での形だけの治療であり、病気を治すのではなく、優しく慈愛に満ちた雰囲気をつくりだし、その人の人生を支える嘘を助長し、その人自身に「あまり近寄らない」ように気をつけておくといったことなのである。もう一つのやり方は、すべてを明らかにしてしまうことであり、そういう（変わらぬ）「あり方」にある人をそれにふさわしい自己理解へともたらすことであり、その人を救済しようとするのではなく、その人のことをすべて明らかにすることである。このことがどのような意味を持つかといえば、それは、精神病質の人のためにも、いかなる性格の人のためにも、何らかの生の形態を見つけ出すということなのである。ここにおいて、異常なるものの中にこそまさに独自な本質が存在するのだとすれば、次のニーチェの命題が正しいと言えるのかもしれない。すなわち、いかなる存在にも、いかに不幸な存在にも、悪しき存在にも、いかなる例外的存在にも、それぞれ独自の哲学があるのだという命題である。治療をおこなう者が最後に悟り知るべきことは、私たちを最も驚愕させ、嫌悪させるような人たちに対してさえもなお忍従の心を、すなわち「精神医学に固有な柔和で寛大な態度」を堅持するということなのである。

患者をとりまく現実と、与えられ変えようのない独自な「あり方」は、治療的努力の限界として作用する。そのような限界にぶつかるうちに治療はついに、世界観的な様相を持った任務へと移行していく。ここで隠蔽ではなく明瞭化の方針が選ばれる場合には、治療の方向は自制と諦念へと向かうと同時に、積極的な可能性の追求へも向かうものである――そのような追求は心理学的にも、医療的にも遂行可能なものではなく、医師と患者の結びつきをもたらすような、信仰による哲学的基本態度の中においてのみ遂行可能なものである。

（g）**人としての医師の役割**。医師が患者と接する場合には、すでに見てきたように、権威に基づくような状況が生まれて、それがうまく作用している場合もある。稀なる機会に真の交《コムニカツイオーン》わりがいったん達成されたとしても、権威というものが完全に放棄されるのでなければ、その交わりはただちにまた消え去ってしまうだろう。しかし、たいていの場合には権威が存在する方が理に適っているとはいえ、医師が、物理的にも社会的にも心理的にも患者に優越する状況にあるからといって、自分の優越を絶対的なものだと考えて、自分以外の者は自分と同等な人間ではないかのようにふるまうといったことは許されることではない。権威的な姿勢というものは、自然研究者の場合に見られるように、一つの大事な要素ではあるが、患者に対する医師の態度においてそれだけがすべてになってしまうということがあってはならない。

精神療法がおこなわれているとき、医師が人としてそこに関与するということが求められるのはきわめて例外的なことである。そのようなことがなされることがあるとしても、それはただ時おり起きることにすぎない。医師にはそのようなことが求められることがあるということをフォン・ヴァイツゼッカーは次のように表現している。「医師の中の自然な性質が、病気と接触し、それに感染し、病気によって励起され、驚かされ、震撼させられるときにのみ、すなわち、病気が医師に転移し、医師において持続し、医師の意識を通じてそれ自身へと導き戻されるときにのみ、そしてこのようなことが起こっているその限りにおいてのみ、病気が医師によって克服されるということが可能なのだ」。

しかしこの交《コムニカツイオーン》わりは、たいてい患者の典型的な欲求によって、ゆがんだ形になってしまう。人間と人間のさまざまな関係の中で神経《ネルフェンアールツト》医にとって特に重要となる一つの関係のあり方は、フロイトによって記載された「転移」の関係である。すなわち、崇拝や愛情、あるいは敵意の対象を医師に求めるという現象である。精神療法においては、この転移という現象は避けられないものであるが、それが認識されず、また克服されないときには危険な落とし穴ともなる。医師の中には、患者から押し付けられた優越した立場の快さにのめりこんでしまう者もいる。別の医師たちは、この転移現象、すなわち、服従や従属の関係、性愛的色彩を持つ一方的な関係をうまく処理して、互いに同等な了解的な交わりという望ましい関係をつくりだそうと努めるのだが、これは失敗に終わるものである。患者の基本的欲求が求めるのは、自分の愛の対象となり、かつ自分を救ってくれる人なのであって、この欲求が存在する限り、そうした医師の努力はうまくいかないのである。

責任を負っている神経医は、自分自身の心理を、医師である自分の心理を、意識的反省の対象とするはずである。医師と患者の間には一義的な関係というものは存在しない。専門的な知識の伝達、同等の立場での友好的援助、権威に基づく指示や命令——これらはそれぞれ根本的に異なる意味を持つ。医師と患者の間にはしばしば争いが起こる。それは、時には相手より優位な立場に立つための争いであり、時には事をはっきりさせるための争いである。こうした関係を深く照らし出すためには、信仰の対象となっているような絶対的権威による光を利用するか、そうでないとすれば、医師が自分自身と患者を徹底的に明らかにするということによって相互性の中で反省がなされるか、そのいずれかが必要である。

この時代において精神療法をおこなう神経医がどのようなものでありうるかということは、学説によって具体的に示せるようなことではない。精神療法をおこなう医師は、哲学者たることを避けることはできない。医師がそのことを意識しているか意識していないか、そこに統制が働いているのか混沌の中でそういうことになるのか、目指されてそうなるのか偶然にそうなるのか、そのことに医師が真剣に立ち向かうかそうでないか、無条件にそうなるのか社会の風向きに合わせてそうなるのか、といったことにかかわらず、それは（医師が哲学者であるということは）必然的なことなのである。精神療法をおこなう医師がどのようにふるまうものかということは、学説によって伝わることではなく、実例によって伝えられるだけである。治療的な行い、患者との接触の仕方、ふるまい方や態度などの術は、規則として捉えられるものではない。理性と人間性、深い思慮と開かれた心とが、さまざまな経緯を経てどのような関係を持ち、それらがどのような効果を与えるかということを、予測することはできない。その最大の可能性はヒポクラテスの言葉によって表現されている。「医師にして哲学者たる者は神に匹敵する iatros philosophos isotheos」。

（h）**神経医の態度のさまざまな類型**。神経医が相手にする「神経質な」人たちの欲求や要求に見合った形で、神経医としてうまくやっていける人の特性というものが存在する。このことの意味は、神経医のうち誰が「うまくやっていける」かは、患者がどういう人たちであるかということにかかっているということなのである。つまり、神経医がうまくやっていけるかどうかは、その医師の見解や行動が良いかどうか（価値）、あるいは正しいかどうかによって決まるのではない。だとすれば当然のこととも言えるが、以前には、最も成功していたのは神経医ではなく、シャーマン、司祭や神官、教祖、奇跡をおこなう人、告解を聴く聖職者、牧師や他の精神的指導者などだったのである。

例を挙げるとするなら、イグナティウス・ロヨラの「霊操 exercitia spiritualia」は大きな成功を収めた修練法であったが、本格的な心の治療法とも言えるものであり、その目的は、すべての情動、感情、思考を意のままに統制し、意のままに喚起あるいは抑圧することを可能にすることにあった。ヨガの技法や仏教徒の瞑想の修行も治療法としてきわめて大きな効果を持つものであった。現代においては、アメリカでの「情動ケア・ムーヴメント」やフランスのルルドにおける奇跡治療などが、おそらく神経医のさまざまな治療よりも多大な「成功」を（数から言えば）収めていると言える。ある種の（限られた）人格に対してはストア派哲学が、独自な「健康」へと導くことを助けるだろう。またさらに少数の人たちに限られるかもしれないが、ニーチェのような自己自身への徹底的な誠実な態度が治癒を促すこともあるだろう。

これらさまざまな流派の運動はすべて、成果と並んでさまざまな失敗も生み出してきた。たとえば、霊操によって「宗教妄想」が発生したという報告があり、ニーチェの教えに従おうとした者たちが精神的逸脱をきたした例も知られている。フロイトに固有な精神分析によっても目立った失敗例が生み出されていて、症状の悪化をきたしたり、苦悩が強くなったりした場合があるとされているが、心理的作用を用いるすべての方法は、それがすべての人に適用される場合には、こうした失敗がついてまわるものなのである。ある型（タイプ）にはあるやり方が、別の型には別のやり方が「合っている」というようなことがある。ある時代に成功したやり方というのは、その時代の人たちの特徴に見合ったものである。

私たちの時代に特徴的なことは、以前であれば信仰を基盤としておこなわれていたことを今は神経医が世俗化された形でおこなっているという事実である。自然科学の知識を背景にした医師としての共通の基盤が、治療に消し去ることのできない色彩を与える。しかし医師は、自分自身が望もうが望むまいが、常に心理的あるいは倫理的な作用を及ぼすものである。私たちの時代は、聖職者や哲学者の職分だった仕事を次第に医師に任せるようになっているので、医師にもさまざまなタイプが見られるようになってきた。一つの共通の信仰という単一性が無くなっているために、患者および医師の求めるものにも多くの可能性が生じている。神経医がどのようにふるまうのかということを決めるのは、彼の世界観、およびその世界観から彼が本能的に達成したいと思うことがらだけではない。患者がどのような人かということによって医師に対して気づかれぬままに働く圧力もまた、神経医のふるまいを決める一因となる。それゆえ当然ながら、精神療法をおこなう神経医の類型にはかなり異なるいくつかのものが存在することになる。

　まず一つの群として、どう見ても好ましくないタイプというものを挙げてもよいだろう。たとえば、もともと浅薄で信じやすい人が、根拠のない治療法を正しいと思い込んで、どんな症例にも試してしまうということが過去に多く見られた。そこで用いられるのは、電気、催眠、水、粉薬、錠剤など何でもよい。そうした治療者は、活発な性格の人で、その効果によって、簡単な暗示によってうまくいくような場合に限れば、いつでも治療に成功するのである。もう一つの例は、詐欺師のような人で、自分自身に対しても患者に対しても不誠実で、精神療法と称して人に近づき、自分と患者のありとあらゆる欲求（優越感、性愛的欲動、扇情癖）を満たそうとするような者である。そうした治療者が書いた文章には独特な調子がある。他のすべての考えを蔑み退けるような空理空論をふりまわし、愚直さまたは厚かましさをもって本来の真理は自分たちのものだと言って優越感に浸り、妙な悲壮感や気取ったところがあり、単純な見方を果てしなく繰り返し、何も矛盾はないという断定的な口調ですべてを語ろうとするのである。

それからまた、誠実な医師のタイプというものもある。そうした医師は、自分の領分を身体的なことがらだけに限定しようとするのだが、彼のすぐれた理性によって知らず知らずのうちに周りの人を感化する。そうしようという意図がないだけに、それは効果的なのである。さらに懐疑的なタイプの者もいる。こういうタイプは、すべての学問に通じていて、現実をありのままに見ることができる人であるが、どんな場合にもあらゆる認識に対して疑いを抱き続けている。それゆえこういった医師は、助言したり、なだめたり、導いたりすることには長けているが、心の深くにまで及ぶような感動や衝撃を与えたりすることはないのである。

次に挙げるのは、自然科学の時代には最もうまくやっていけるようなタイプである。それは、自分に求められる互いに矛盾する課題に困惑してはいるが、すべての心理的な次元をある程度見通しているような医師であって、具体的には次のような人物である。彼をしっかり支えているのは、身体医学や生理学、そして自然科学の知識であって、それゆえ患者に対しては、経験的に観察し、具体的なことがらを判断し指示するというところ、つまり、冷静に現実を把握するというところが前面に立つ。このような医師は、自ら失敗を招くようなことはほとんどなく、何かの教義にはまりこんだり、何かに夢中になったり、凝り固まったりすることもないだろう。しかしそういう医師は、基盤となる確信や、知識そのものの知識《ヴィッセン・デス・ヴィッセンス》といったものを持っていないので、すべての法則と事実、行為と名辞を、科学一般という一つの同じ平面に並んでいるもののように見なしてしまう。このような人の思考は、完成された建築物のような構造を成していない。だが自分では、そのことをむしろ長所と見なしており、その問題に気づいたとしても、経験主義的な態度によって、あるいはさまざまな思想を自由に用いることに発見的な価値があると思い込むことによって、十分にやっていけると考えている。つまり、科学の権威さえあれば、他のすべての権威が消失しても問題ないだろうというのだ。このような医師は、誰とも争ったりせず、他人の考えもそのまま認めるといった様子を漂わせている。そういった態度が変わることはほとんどないが、彼の職分を侵すような動きに対しては特に敏感であり、そのような動きに対しては倫理的な情熱を顕わにして反抗するようなことも稀にはある。それが全く真剣な主張なのかといえば、そうではない。懐疑を基調とする怠惰のうちに彼は過ごしているので、最も大切なものは有効な見かけや外面だということになる。科学的であるということも一つの見かけであって、科学的思考も、周囲の人たちや患者においてそれがうまくいくかどうかによって試験され、その結果にしたがって選択されるのである。これは、無意識のうちに状況にうまく適合する芝居をしているようなものであり、言ってみればこれこそまさに真の芝居である。真剣に主張されるような哲学的なさまざまな立場も、彼にとっては、その一つ一つがそれぞれのしかたにおいて真なのであり、どれもが有用なのであり、どれもが他に劣らず真なのである。医師のこのような深い懐疑によって、困窮した病気の人たちにもその状況に応じて、幸運を夢見たり、何かを信じたりする余地が与えられることになる。医師にとっては、患者をだますようなことも避けられないことがあるが、そうした手法も、使いこなせるようにしておくべきであり、有効に利用すべきなのである。このようなわけで、こうした医師は、厳粛な態度をとりながらも時に懐疑の笑みを見せたりするのであり、威厳の中にも皮肉が混じるのであり、抗しがたく人を引きつけるところを持つのであり、どんなに疎遠なことにも耳を傾ける姿勢を保てるのである。このような医師たちは、過ぎ去った時代の信仰と教養の世界から実証的で唯物主義的な生活への移行期に特有の存在である。彼らは、伝統を尊ぶ過ぎ去った時代にまだ属する人たちであり、次第に乏しくなるその時代の蓄えを糧に生きているとも言えるが、しかし新たな時代の生活の中でなんとかうまくやっていくこともまた心得ているのである。したがって、彼らを何か一つの原理へと還元しようとしてもうまくいかない。確かに、私たちは彼らの中にこの時代のいくつかの原理――たとえば成功、有用、科学性、技法の追求、事例に応じた有効な見かけや外面の追求といった複数の原理――を見いだすことができるように思われる。さらに私たちは、医師である彼らを彼ら自身と見なすことももはやできなくなっていると思っている。彼らは彼らが仕事をしているとき、つまりその仕事に集中している時だけここに挙げたような特性を示すのであり、彼らはその仕事をしている時でも無条件に彼らのすべてをそこに注ぎ込んでいるわけではないと私たちは思っているのである。だが私たちはそう思うことにも躊躇してしまうだろう。これは、あたかも無限の知の一瞬の火花が、時代の変わり目である「この時のただ中において」彼らの中に映し出されているかのようである。

　私たちが理想の神経医というものを探そうとして、たとえば、懐疑を伴う十分な科学的な知識を持ち、しかも人を動かすような人格的な力を備えていて、また真剣な実存的信仰をあわせ持つといったタイプの人を思い浮かべるとしたら、ニーチェの次の言葉が思い出されるかもしれない。しかしこの文章のいたるところに著者の侮蔑的な響きを感じとる人もいるだろう。

「今日、医師という職業ほどに、高みに向かうことを許されている職業はほかにない。これは特に、霊的な意味での医師、つまり牧師たちが、彼らの悪魔退治の術をおこなって公の賞賛を受けるといったことがもはやありえなくなり、そして教育のある人たちが聖職者たちを避けるようになってからのことである。医師の精神的教育は、今日では高い水準を求められるようになり、ただ最新にして最良の治療法を知り、そうした技術に熟達し、病状から原因をただちに推論するような技を持ち、正確に診断することで評判になるほどであったとしても、まだ不十分である。最高の水準に達するためには、医師はさらに、雄弁でなければならず、どんな人にでも対応できるような話し方をし、その人の心情に迫っていかなければならない。それにまた、男らしさがあって、それに接するだけでさまざまな心配（患者はどうしても不安になるものである）が吹き飛んでしまうようでなければならない。さらにまた、外交官のような柔軟さを持ち、治癒のために喜びを必要とするような人たちと、健康への配慮が喜びになってしまう（なることができる）ような人たちとの間でうまくふるまうことを心得ていなければならない。そしてまた、警察工作員や弁護士のような繊細で巧妙なところを持ち、他人の秘められた心理を理解しなければならないが、それを他人に漏らすことがあってはならない。このようなわけで、今日良き医師であるためには、他のすべての職業が有するようなさまざまな術策や特権的技能が必要となるのである。つまり、そのようなものをすべて身につけることでようやく医師は全社会に対して貢献できるようになるわけである。」

いかなる神経医となるかということも、いかなるタイプを「理想」と見なすかということも、科学的な根拠をもって決められることではない。神経医にどうしても必要とされるのは、身体医学と精神病理学を学んでいるということであり、この二つはともに科学に属することがらである。この二つの基礎がなければ、その神経医は詐欺師のようなものである。だが、それさえあれば神経医になれるというわけではない。科学は補助手段の一つにすぎないのである。それ以外の多くのことがさらに必要である。神経医になるために必要となる個人特性の一つに、視野の広さということがある。いかなることに対してもまずは、いかなる価値づけもせずに、ただそれに集中し、先入観を持たないでいることができる人でなければならない（このような能力を発揮できる人は、もともと強固な価値観と際立った性格を持っているような人であるはずだが）。だが最後に重要となるのは、生来の人柄の暖かさや善良さである。……言うまでもなく明らかなことだが、良き神経医はめずらしい存在でしかないのである。そうしためずらしい場合でも、神経医が良き神経医であるのは、自分が適合する特定の範囲の人たちに対してだけである。すべての人に対して良き神経医であるということはありえない。しかし実際には、神経医は自分のところへやってくるすべての人を治療せざるを得ないし、それが彼の義務でもある。このことをふまえれば、神経医は謙虚で控えめな態度を守っていくのが当然だと言える。

（i）**心理学的雰囲気の有害性。** 信仰を持つ人や哲学する人は自己の徹底的開明の際に、意図せずとも、自分の具体的な行為との関連において、その内実や理念、真理や神による導きを受けながら進んで行くものである。その途中で自分自身についての省察が一つの手段になることもあるのだが、そうした自己省察は、それ単独で力を発揮するわけではなく、この手段を用いようとする存在、すなわちその人自身を通じて効果を持つのである。もしそうではなくて、自己省察が心理学的観察という形をとってその人の人生を彩る雰囲気となってしまうような場合には、その人は底無しの状態に陥ることになるだろう。というのも、その人の現実の心理活動というものは、それ自体として、まだ何らかの存在とはなっていないのであり、それは存在の経験がなされる場所であるにすぎないからである。精神（心理）療法において、ある危険な傾向が認められる。すなわち、心理的現実としての個々の人間を最終目的としてしまうという傾向である。自分にとって世界と神が失われてしまったからといって、自分の心理を神にまつりあげてしまうような人間は、結局のところ、無のうちに身を置いているということになるのである。

この世界においてどこをさがしてみても、私たちのまわりの事象の中に私たちを圧倒するような力はないし、また信仰の内容の中にも、あるいは人間の想像したものや象徴の中にも、あるいは人々に課される義務の中にも、あるいはまた無制約である存在の中にも、私たちを圧倒するような力はない。存在への専心没頭によってはじめて可能になるようなことを、心理学的な自己省察というやり方で達成するのは不可能なことである。したがって、神経医による心理学的に何らかの目的を持つ心理修練と、聖職者、神秘家、哲学者によって執りおこなわれる神ないし存在に向けられる過去のあらゆる時代に見られる修練との間には、根底的な違いがある。また、医師の前でさまざまに語ったり自己を開陳したりするのと、教会における告解との間にも根底的な違いがある。教会の告解では、超越的な現実が決定的な役割を持つ。あることが心の中で起こり得るのはどのようにしてかということを心理学的に知っていて、その望ましいことを心理学的に生じさせようとある方向に努力をしてみたところで、それが私の中で本当に起こるということには決してならない。人間が気にかけなければならないのは、事物についてであって、自分自身についてではない（あるいは、自分自身についてであるにしても、それは道ないし手段としての自分自身でなければならない）。また人間が関わるべきものは、神であって、信仰心などではない。また、存在であって、思考ではない。愛されるものであって、愛するという行為ではない。行いの結果であって、体験ではない。実現されるものごとであって、さまざまな可能性ではない。言い換えれば、今述べたそれぞれの後者のものは、変化を導く過程（移行）として人間に関わるものかもしれないが、ただそれだけのものであって、それら自体として人間が心を向けて関わるべきものではないのである。

心理学的雰囲気の中で、自己中心的な生き方が横行することになる。こうした生き方とは正反対の方向を志向する考えが併存していてもやはりそうなるのである。人間の主観や主体としてのあり方が前面に立って、人間がすべての事物の基準となる。人間の実存が相対化されるということが起こるのは、心理学的な知が絶対化されることの結果である。すなわち、心理学的な知こそが本来的な事象についての知だと見なされ絶対化されることの結果なのである。

ここで生じるものは、一種独特な厚顔無恥なあり方である。自分の心のはらわたを人の前で広げて見せるような傾向、語ることによってまさに破壊されてしまうようなことがらまで語ってしまうこと、さまざまな体験に対する好奇心、他の人を心理学的実体のように見なして押しつけがましい態度をとること――これらはみなその表れである。

心理学的雰囲気の中には、ある種のいかがわしさがもともと備わっていると言うべきだが、それが強く感じられるのは、一つには、自然科学を志向する医師のいさぎよさとの対比においてである。自然科学を志向する医師は、確かに心理的なことがらは無視してしまい、それゆえ多くのことをなおざりにしていると言えるかもしれない。しかし、彼らは自分の領域ではわかりやすい効果的な治療をおこなっているのである。もう一つには、力強い信仰のいさぎよさとの対比を考えてもよい。力強い信仰は、知りうることの限界の中で可能なことをすべて為し、それ以外のことには耐えながら、それらのゆくえを神に委ねる。だから力強い信仰は、心理学がするように知りえないことについて知っているかのようにふるまったり、その知りえないことを貶めたり冒涜したりすることは決してないのである。

このように心理学の持つ危険をよく知っておく必要がある。しかしそれは、その危険を乗り越えるためにである。心理学と心理療法（精神療法）は、その対象と目標においてただ自己目的化してしまうようなものでは決してないはずである。私たちの意識段階が一定の水準に達しさえすれば、心理学と精神療法は私たちにとって欠かせない道となるのである。

**（k）精神療法の公的な組織。**精神科病院において精神疾患の患者を保護し生活の世話をするという営みは、この一世紀半の期間に、多くの小世界を生み出してきた。精神科医《プシュヒアーター》は一つの理念を実現し、患者にとっても社会にとってもこの病気のもたらす損失が最小になるようにすることができたのである。——神経系の疾患は専門の病院と神経医《ネルフェンアールツト》の手に委ねられるようになった。しかし、神経症および内因性精神病は、既知の神経学的疾患との間に特別に近い関係はないとされている。また、他の身体疾患との関係も、少なくともそれ以上のものではないというのが実情である。——精神療法は、精神科医、神経科医《ノイロローゲ》、内科医によってそれぞれ片手間におこなわれていたものである。それに関する規則や原理などというものは以前には全く存在しなかった。精神療法が一生をかける仕事となったのはようやく数十年前からのことである。精神療法家《プシュヒヨテラポイト》（心理療法士）という専門職が生まれ育ち、その多くは医師であったが、医師とは別の教育課程を経て治療に携わる心理学者（心理士）も一部混じっている。精神療法は独自な専門雑誌で論じられるようになり、精神療法家のさまざまな会議には五〇〇名を越える人が集まるようになった。一九三六年にベルリンにおいてM・H・ゲーリングの主宰する「ドイツ心理学研究・精神療法協会 das Deutsche Institut für psychologische Forschung und Psychotherapie」が設立されたことにより、全く新たな展開が始まった。すなわち、精神療法にとって制度化への第一歩が踏み出されたのである。

精神療法にまず求められたことは、それが医療の場において治癒を促す独自な分野であることを誰にも明らかな形で証明してみせることであった。そのためには、精神療法の専門家の仕事が、最大の効果をもたらすような条件の下でおこなわれるようにする必要がある。また、精神療法についての教育ができるように体制を整える必要があり、基盤となる心理学的知識が臨床実践との関連において体系的に学ばれるような形をつくっていく必要もある。こうすることによって、これまでばらばらに試みられてきたことが統一的になされることになるだろう。それぞれの人が独自に試みてつくりあげてきたもの、あるいは小さな集まりや学派において発展してきたものを、一つの全体としての形にまとめるということがなされることになる。この協会は、精神療法の知識と技能が持っているあらゆる力を交流と相互作用の中に置くことを追求するものである。さまざまな対立が乗り越えられ、すべての精神療法に共通するものが見いだされ、単一の理念がつくりあげられるということが目指される。診療（外来）部門は、次第に大きな範囲にわたって臨床に資するようになっている。診療部門は、患者の病歴を規則的に調査検討することにより、包括的な研究基盤をつくりだす役目を果たす。こうした道筋によって、おそらくは史上はじめて、本当の意味での精神療法的な病歴記録がまとまった数をもってここに蓄積することになるだろう＊六。

この最初の研究施設の大きな欠陥は、この施設が大学病院精神科と分離された組織であったことである。精神療法家は、彼らの通常の経験の中では、精神病を詳しく見知る機会はないし、精神科病院あるいは社会において精神病の人たちと直接接触することもないので、しばしば診断においてとんでもない間違いをしてしまったり、絵空事のようなことや筋の通らないことを主張したりするものである。精神療法の文献の中にはそうしたものが数多く見られるのである。さまざまな精神病の実態を広く経験するということもなく、精神病について熱心に学び知る機会もなかったという人たちが描く人間のイメージは、言い換えれば彼らの人間学というものは、どこか現実とずれているところがある。というのも、直観として人間を捉えるためには、二つのことが必要だからである。一つは、それ以上入っていくことのできない了解不能である実在のものにぶつかるということであり、もう一つは、自由の可能性へと開かれているということである。一番目に挙げた衝突の直観は、精神医学の経験によってはじめて信頼に値するものになる。二番目の開放性は、哲学によって可能となるものである。したがって精神療法は、自らの経験だけを支えとして自律的に存在していくことはできないのである。

精神療法が医学の中に起源を持つことを私は指摘してきたのであるが、しかし精神療法というものを私たちの時代の事実として見るならば、それはすでに医学という領域におさまらなくなっているとも言える。教会の伝統を持つ文化の中ではそれを信仰乏しき時代に特有な現象と見なすことができるだろう。今日、精神療法が支援の対象とするのは神経症の人だけにとどまらず、何であれ心に悩みを持つ人、自分の性格に問題を持つ人にまでおよんでいる。精神療法は、信仰深き時代におこなわれていた告解、心の浄化法《ゼーレンカタルティク》、心の導きなどを直接の起源としているわけではないが、それの果たす役割においてそれらと強い関連を持っている。いまや精神療法は、広く人間一般に適用できるのだと自ら公言している。どのような結果になるかはまだ何とも言えない。

精神療法も、人間に関わる営みである限り、他の営みと同様にやはりそれ固有の危険をもたらすことがある。精神療法は、困窮している人に救済の道を示すという本来のあり方から逸脱して、千数百年前のグノーシス主義の諸派と同様に、それ自身が一種の宗教になっていく可能性もある。つまり精神療法は、形而上学や性愛論、信仰や権力意志、抑制のない欲動からの帰結などをすべて代理するような場所になっていくかもしれないのである。こうして精神療法は、見かけ上高い理念を追求しているように見えても、結局のところ、私たちの心をただ平準化し、月並みなものにするだけのものになるのかもしれない。

しかし精神療法は、それ自身の知識の内容から考えれば、もともとあらゆる危険への防御手段を備えているとも言えるだろう。知識を有する精神療法家ならば、誰よりも明確に、誤りのもたらす危険を見抜くことができるはずである。それゆえにまた精神療法家がそのような誤りに陥った時には、その罪も大きいのだということになる。だが何よりも制度をつくり、精神療法のあり方をはっきりさせていくべきであり、関連法規を整備して、それによって学説や技術の伝達が十分な規模に

＊六　ここで実際になされたことは、*Zentralblatt für Psychotherapie*（精神療法中央誌）の第九巻（一九三六年）以降の各巻に報告されている。

おいてなされるだけでなく、さまざまな危険も予防できるような仕組みがつくられるべきである。

制度的に整った形で精神療法が実行されるための明確な考え方が、臨床活動と思慮の中から次第に形づくられていくということを期待すべきだろう。これが、いま精神療法の分野で積極的に活動している人たちに求められていることである。私としては、今後の検討のきっかけとなるようないくつかの断片的な注釈を書くだけにしておこう。精神療法はきわめてさまざまな可能性を持っていると私たちは思っているが、それゆえ私たちとしてはそこに明確な区別が必要だと思う。どこかに存在するか、いつか存在したような現実の姿をここに描く必要はないだろう。ここでは、観念の構築に向けての手がかりを示唆するだけにしておきたい。その際に、極端な可能性に話が及ぶことになるかもしれないが、それにはわけがある——単純化した道筋で行きうる限りのところまでまっすぐ突き進んでいくような思考だけが、目の前にある現実を問うための道具になりうるからである。

精神療法には、次のような原理的な困難がある。すなわち、人間存在の全体へと向けられるその実践において、医師に対して、単に医師たる以上の存在であることが求められるという困難である。このために私たちの議論も、純粋に精神病理学的な立場とは根本的に異なるような、より包括的な立場からおこなわざるをえない。

1　精神療法家の自己開明の要請。患者に施すことを医師は自分自身に対してもしてみるべきであり、自分の術を自分自身において検証しなければならないといった要請がなされるとしたら、身体的な原因を持つ疾患に関して言えば、これは誤りである。仮に医師が自分の腎炎を見落としていたり、あるいは自分に対して適切な治療をしなかったとしても、彼は患者の腎炎については適切に診断し適切に手当てすることができるということが十分ありうる。だが心理的なことがらにおいては事情が異なる。自分自身を徹底的に照らし出すことができない精神療法家は、患者を正しく徹底的に照らし出すということもできないだろう。なぜなら、彼が心を徹底的に照らし出すということをおこなう際の様態は、彼自身の中に、どうしても見通すことのできないような奇妙な心の動きを生じさせるからである。自分を助けることのできない精神療法家は、患者を本当の意味で助けるということもできないだろう。だから古くから言われていることだが、医師は自分自身を自分の心理学の対象としなければならないのである。この要請は、最近になって再び、治療者への基本的要請とされることとなった。ユングは次のように説明している（抜粋）。

「医師と患者の関係は、医療行為という非人格的な大枠の内部での人格的な関係である。……治療は、相互的に影響を及ぼしあうことから生み出されるものである。治療において二人の人間の出会いが起こり、彼らは、おそらくは特定できるような意識内容のほかに、特定しようもなく拡張された無意識の領域を互いに持ち寄ることになる。……もし何らかの結合が発生すると、そのとき両者には変化が起こっている。……無意識のうちに患者は医師に影響を与え、医師の無意識の中に変化を引き起こす。……病気を健康な人に転移するという古い考えがあるが、そのようにしか言いようのない現象が実際に起こる。このときその健康な人は、自分の健康をもって病魔を制圧しなければならなくなる。

……こうした事実を承認する中でフロイトも私の要請、すなわち、医師も自ら分析を受けなければならないという要請を受け入れることになったのである。この要請は、医師も患者と同様に分析のうちにあるということを意味している。……したがって分析心理学は、医師が正しいと信じている学説体系を医師自身にも適用してみるということを要求する。それも、医師が患者に対して示す一貫した厳格で容赦ない態度と全く同じ態度をもって医師自身に適用してみるということが要求されるのである。……患者を変化させることができるようになるために、まず医師が自分を変化させるべきだという要請は、一般に受け入れがたい要請である。なぜなら、まず第一に、この要請は実際に実行できないように思われるからであり、第二には、自分自身と関わるということに対してある先入観が存在しているからであり、第三には、患者に対して要求するようなことをすべて自分自身においてまず実現するということはしばしば非常に大きな痛みを伴う仕事だからである。……最近の分析心理学の発展によって、治癒を促進あるいは阻害する因子として医師自身の人格がまず第一に取り上げられるようになっている。……医師は、他人の困難を治療するということによって自分自身の困難から逃れるということをしてはならない[*七]。」

このことから「教育分析」の要請がなされるようになったのである。およそ一年間かけて一〇〇から一五〇時間以上にわたって、分析家によって自分を深層心理学的に分析してもらうということがなければ、心理学のことについて専門家として口をはさむこともできないし、精神療法を仕事としておこなうこともできないということになっている。「私たちは患者において学ぶということはしたくない。私たちは私たち自身において学ぶのである。およそ人間が有しているものの中で最も重要なものを探り出し、取り扱うといったことをしようとするなら、それは、私たちが私たち自身をある程度まで認識し、はっきりと見つめた後でなければならないはずである。そのようなことをさせてもらえるということについて私たちは患者に借りを負っているのである[*八]」。したがって教育分析は、将来治療家になろうとする者の養成の課程において、なくてはならない重要な部分である。この要請は非常に声高に叫ばれるようになっている。しかし、指導的な神経医の中には、私たちが知る限り、自分自身を深層心理学的な分析に委ねた経験のない人もいる。ここではっきり区別をしておかなければならないことがあるが、それは次のことである。

（aa）自分自身を徹底的に開明するということは、避けて通れない真の要請である。このことは全く確かなことであるが、その開明がどのように実行されるのかという点については大いに問題がある。またその開明において、職業的に報酬を得て人の心の深層をむき出しにするようなことをする他人の助けが必要なのかどうかということも問題である。ここで、自分が自分に対して明らかになるという

---

＊七　C・G・ユング「今日の心の問題（現代人のたましいの問題）」Jung, C. G.: Seelenprobleme der Gegenwart, S. 31. Zürich 1931.

＊八　Z. Psychother. 10, 202 (1938).

こと（自己顕性化）と、他人との間で分析をおこなう方法とを混同してはならないのである。実存に対してどういうことが必然的に起こるかなどということを保証できる人はいない。内的行為の中で常に一回限りのこととして起こることを自由に操作したり、証明したりするということも誰にもできない。したがって、自己開明を要請するにしても、それを実行するやり方については個人が選択できる幅広い余地が認められてしかるべきではないかということは、一考に値することだと思われるのである。たとえば、次のような選択が可能になるべきなのだ。ある者は深層心理学的な分析を受けるために自分の信じる誰かのもとに行くだろうし、ある者は誰かと接触する中で間接的に示唆を受けるというやり方をとるだろうし、またある者はさまざまな偉大な開明のあり方（たとえばキルケゴールの「死に至る病」）との関連において自分の生活史の中に（自己）顕性化を経験するだろう。あるいは、これらすべてを同時におこなう者もいるかもしれない。そのような選択の可能性が与えられるべきである。仮に、私たちが、心の最も内奥に生じることを外面化して自由に操作可能にすることができると考えたり、ある若者が自己を徹底的に開明しようとして信用して訪れるべき分析家が、資格を認められている精神療法家たちの中に必ず見つかるということを疑いない前提としたりするのであれば、次のような不都合なことになる危険が生じる。つまりそのようなことをしていると、最も優秀な人たちがこの職業を選択することを妨げるということになりかねないのである。そのような人こそ、最も自主的で最も人間的で最も健康であって、もしこの職業を選べば、研究においても臨床においても精神療法をより高い水準へと引き上げるような仕事をする人かもしれないのである。精神療法家の養成制度の確立に携わる人たちは、次のことを自問すべきだろう（そして、自分の学派の伝統などにこだわらず、心理学的に開明への意志を十分に作動させるべきである)。教育分析の要請の中に、もしかすると、暗に信仰告白を要請しているようなところがあるのではないか。またそこには、公的普遍的な治療効果という観念よりもむしろ宗派（セクト）形成に固有であるような何かを生じさせているものがあるのではないか。また、教育分析を要請することによって、精神療法家が常におこなうべき自己開明という真の観念が誤解されることになり、自己開明の営みが特定の形態に固定されることになってしまったのではないか。しかもこの形態というものも、治療者の側がその人間性を表に出さず形だけの分析をするだけの場合と、両者が真剣に人格的交流《コムニカツィオーン》をなす場合との間で大きな隔たりがあるのではないか。このようなことを精神療法家の養成制度の確立に携わる人たちは自問しなければならないのである。いつの日か、それぞれの学派ごとに規定された教育分析が必須となり、それぞれの学派の教育分析の課程が分離されて、学生はそのうちの一つしか選べないということになるとするならば、私がここでおこなった推測は正しかったということになるだろう。もしそのようになったとすれば、宗教の宗派間の寛容協定と似たような形で学派間の講和がはかられることになるだろうが、それでもそれぞれの学派は、自分の学派が唯一正しきものであり、ついには自分たちがすべてを支配するようになるだろうと内心思っているのである。こうなれば、学派によって規定される教育分析は世界観的な性格を持つものであるということ、またこうした学派の動き全体が信仰運動の代理形成であるということが、誰の目にも明らかになるはずである。

精神療法がここで見たような誤った道に固執すれば、結局のところ私的な世界観が支配する隘路にはまりこんでしまう。これを回避するには、教育分析をすべて否定する必要はないとしても、教育分析を精神療法家の養成課程の必須とする規定は撤廃せねばならないだろう。そうすると精神療法家であるための絶対の基準として残るのは、自己開明の要請だけだということになる。しかし自己開明がおこなわれたのかどうかといったことを、客観的に調査したり、検証したり、確認したりすることはできない。協会や制度が受け継いで維持していくことのできる学説の内容は、誰にでも手の届くところにあって客観的な妥当性を持つものだけである。だが臨床の実践の場において、決定的な役割を果たすのはいつでも、そうした学説を利用する治療者の人格を通じて生じる何かなのである。

あらゆる職業は、それぞれ特定の伝統を守っていく必要がある。新たに発生した職業は、その可能性においてまだ未知で無限定の場合もあるが、その職業が最初に結成した組織の選択によって制限を受けている場合もある。私の見るところでは、教育分析を精神療法家の必須の基準とする選択は、まずは、いくつかの学派が相互に排除しあいながらも今のところは何とかがまんしているという状況をさらに窮屈にし、そしてついには、この職業全体の埋没を招いてしまうのではないかと思う。この職業にとって今何より大事なことは、プラトンからニーチェにまでわたって蓄えられてきた、人間についての実践的知識の深遠な伝統を、自らの基盤とすることができるかどうかということなのである——そうすることで、この職業は狭義の医学の領域からはみ出してしまうことになるかもしれないのだが。別の言い方をするなら、すべての文化的（精神的）運動というものは、その創始者とされる人たちによって、その内実を決定されてしまうものである。たとえば考古学の父とされるヴィンケルマンの影響は、彼の主張したテーゼの多くが否定されるようになったにもかかわらず、この学のその後の水準を規定しつづけ、今日にまで及んでいるのである。これは、彼の学者としての気品と彼の考えの深さがもたらしたことである。ここで誤解してはならないのだが、フロイトやアードラーやユングを基盤にして、精神療法に要請されるような高い水準の運動を築くことはできないのである。だからと言って彼らを乗り越えようとすることで何らかの道が見えてくるというものでもない（それは、闘うべき相手に自分を依存させることになるからである）。確かな道は、過去から受け継がれた偉大な業績の中に蓄えられている真理を肯定し、そこに根拠を求めることにしかありえない。そうした真理が、現代の精神療法家たちの実践において、経験的に確かめられ習得されていくことになるだろう。彼らは今日、大変重要な移行の時期に直面しながら、精神療法の基盤を確立しようとしているのである。彼らは、精神療法という学術そのものが全体としてその正しさを主張できるような、これまでになかったような仕事や作品をこれから生みだしていかなければならない。これまでの経験に頼ったり、いくつかの人間の類型を想定して、それらの群にそれぞれ別々の方法をあてがうというやり方に頼ったりすることはなくなるであろう。なぜなら、そのような不確かで単純な見方をしていると、真理を見てとり、真理を示すべき了解という営みができなくなってしまうからである。そのような真理が、ひとたび伝統の深みから拾い上げられ、今日でも通用するような形をとるようになったなら、それはおのずから、年上の世代の著者たちが残した価値あるもの、不十分なもの、偶然なるもの、破壊的なものを私たちに見分けられるようにしてくれるはずである。彼らは少し前に精神療法を創始した人たちであるが、彼らの著作は現在もなお陰に陽に、精神療法のあり方に対して強い影響力をふるっているのである。

(bb) もう一つ区別しておかなければならないのは、開明を目指す深層心理学とさまざまな心理学的、、技法という二つの対立するものであるということは、同時に、何らかの内実や直観の中に組み込まれるということを意味している。深層心理学を遂行するということは、同時に、何らかの内実や直観の中に組み込まれるということを意味している。そうした内実や直観の体験は、世界観的な意味合いを帯びており、完全に意識されているにもかかわらず常に無意識的暗示的な効果を及ぼす。そのような心理学が遂行されること自体、すでに（この心理学の対象となっている人が）それを肯定し受け入れているということを意味する。これに反して、心理学的技法とは、治療の目的で利用されるものであり（催眠、自律訓練法、身体運動など）、言わば新たな経験手段を通じて何か特殊な経験をもたらすものである。当然ではあるが、心理学的技法を用いる時には、他人にその技法を用いる前に、まずは一通り自分に試しておくべきであるし、その場合、その技法の専門家に協力と指導をしてもらうべきでもある。しかし、そのような技法が技法としての枠組みを逸脱して、個人史的な意味合いが濃厚となって、当初の目的に適うようにすることもできず、あるいはその意味合いを明らかにすることもできないようになり、それゆえにどれほど体系的な熟考をおこなってもそこでおこなわれていることはもはや技法ではありえないという場合には、それを試すようなことはやめて、まずは混同を避けるという努力をすべきである。もし実りを期待するのであれば、無意識の深みに向かい合ったときに必ず生じるであろうような恐れを大事にしなければならない。自分自身のあり方について固定的にならないようにするためには、技法にだけ頼るということは避けなければならない。職業として精神療法に携わる人に必要な資質は、意図的な学習によって身につくようなものではないと考えておくべきである。より多くのものが必要なのであり、特に、教えてもらって学ぶということとは全く別の次元のことが求められるのである。

2　神経症の人と健康な人。ユングは、医師自身に対しても分析を適用することが必要だと述べた先ほど引用した箇所に続けて、次のように述べている。

「こうした問題に必ず付随して現われてくるのは、自己批判とか自己探究といったものである。これらは、心についてのこれまでの理解、すなわち単なる生物学的な理解とは全く異なる理解を私たちに強いることになるだろう。というのも、私たちが人間の心と言う場合……そこには患者だけでなく、医師もまた含まれるのであり、対象（客体）だけでなく主体も含まれるからである。……ここで起こっていることは、以前に医学的な治療方法であったものが、自己教育という方法に変化するということである……こうして分析心理学は拘束の鎖を断ち切ることになる。その鎖とは、この心理学をこれまで医師の診察室に縛りつけていた鎖のことである。分析心理学は、西洋文化が東洋文化に対してこれまで遅れをとっていたあの空白の地点に歩み入る。私たちがやってきたことは、心を支配すること、心を飼い馴らすことでしかなかった。……もともと医療の場でおこなわれていた心理学が医師自身を対象にする時、この心理学は単に病人のための治療方法であることをやめる。この心理学は、いまや健康人を治療する（取り扱う）のであり、その人たちの病気とは、病気とはいえ、すべての人たちが悩み苦しんでいるようなことがらにすぎないものであってもよいのである。」

このように、ユングが明確に述べたことは、すでにかなり前から起こっていたことがらである。

しかし彼は、治療の弱点ないし誤りとされかねなかったものを、その強みへと変え、また果たすべき課題へと変えたのである。だからこそここで、いくつかの根本的な意味の相違を忘れないようにしておくことがどうしても必要になるのである。

(aa) 神経症と健康との違い。神経症であるのは少数の人たちにすぎず、大多数の人は健康である。

心理的抑止のある人(塞いでいる人)について論じたシュルツ＝ヘンケの著作[*九]において彼は人間における普遍的なことがらを描いている。そのうえで彼は、かなり大雑把な特性によってある現象を区別しようとする。「ごく一部の人たちしかその現象を知らない。その現象は苦しみを意味する。この現象はほとんど常に病的なものと感じられる。……おそらく十人に一人ぐらいの人は、そうした心理的な抑止から生じる病的状態を、少なくともその兆しとして体験したことがあるはずである。たいていの場合は人生の中のどこかわずかな期間においてだけであるだろうが。たぶんそうした現象は多数(十ほど)存在するはずである。それらを体験する十人に一人の人であったとしても、それが正常な人であれば、大半の場合、その多数の現象のうちのただ一つを体験するだけである。だから、一つの特定の病的な現象について、それをかつて一時的にでも体験したことがある人の比率を推測するなら、百人に一人程度ということになる。……それゆえ、苦しんでいる人が自分の病的現象を誰かに語ったとしても、あまり周囲への影響はないということになる。つまりそうしたことは人には理解してもらえない(了解されない)のである。……だから患者は医師のところへ行くしかない」。このシュルツ＝ヘンケの推定では「おそらく五〇万人のドイツ人は、本格的な『大砲』によってしか救えない」のである。

この文章は、神経症の頻度について大まかな見積もりを出そうとしている。その中には次の各段落に示すようないくつかの前提が隠されている。

神経症的な現象と、健康的であって誰でも体験しうるような心理活動との間には本質的な違いがある。大多数の人は自分の経験として神経症的な現象を知っているわけではない。したがって彼らはそれらを了解することはない。

ある意味において、神経症と健康との間にはさまざまな移行がある。それは、神経症の個々の現象が健康者の中の少数の人たちにも――たいていの場合は挿間性に――現われることがあるという意味においてである。したがって、ここで移行と呼んでいるものは、すべての人が必ずいくぶんかは神経症的であるということを示しているわけではない。ここで移行と呼んでいるのは、その現象以外には病的なところのない人に時に一過性の神経症性現象が現われることがあるということなのである。しかも、そうした一時的な神経症性現象が見られるのは少数の人だけであって、大多数の人はそれを全く経験しないのである。そして、神経症性現象を経験するその少数の人たちのほとん

---

＊九　ハーラルト・シュルツ＝ヘンケ「塞いでいる（抑止された）人」Schultz-Hencke, Harald : Der gehemmte Mensch. Leipzig 1940.

どは、全体として見れば、健康と見なされてよいような人たちなのである。

今挙げた二つの、前提となる主張に対しては特に疑問をさしはさむ余地はないのだが、次の三つめの前提に関してはそれほど確実なものとは言えない。その主張はこうである。神経症性の諸現象は、何らかの心理的困難の結果であり、そうした心理的困難はすべての健康な人も過去に経験し克服したようなものである、という主張である。心理学的実存的な困窮はまさに人間的なものであって、それを神経症的と言うことはできない。確かに、神経症の多くの場合に一般的な人生の困難が重要な役割を果たしているということは否定できないだろう。しかしながら、人生上の困窮や挫折のために神経症が発生するということは決してないし、さらにまた、自己を徹底的に照らし出すことができないために、あるいは不誠実や自己欺瞞のために、あるいは不道徳な行為のために、神経症が発生するということも決してない。それらのために発生するのは、神経症ではなく、性格的に低格な人間なのである。実存的に堕落していくが健康であるような多くの人間と、神経症の人との間には、違いが存在する。つまり、卑劣さと病気とは異なるのである。神経症の発生には（人生の困窮のほかに）さらに何か決定的なものが関与しているはずである。それは神経症に特異的なものであるはずである。それはすなわち、心的メカニズムに関する特定の素因である。これがあってはじめて、人生の窮状での挫折を発端として神経症が発生することになるのである。その素因が存在すれば、自己を徹底的に照らし出すということができていても、また誠実な人であっても、神経症は発生する可能性がある。一部の神経症の人について次のようなことが言われる場合がある。「この人は神経質だが、行儀のいい神経質だね」。素因として与えられた心的メカニズムが存在することを前提として、神経症性現象が起こってくるのは、不道徳が積み重ねられて堕落に向かうときだけではない。高みをめざして誠実に努力しているときにも神経症性現象が起こってくることがある。

(bb) 心の窮状における援助と治療との違い。すべての人間は、それぞれに内的な行為として、自己を徹底的に照らし出すということ、またそれによって自己を静めるということを必要としている。人生の困難を誠実に乗り越えていくということ、自分の自由な意志によって何かを断念し放棄するということ、自分に与えられている生の現実を受け入れるということもまた、すべての人間にとって必要なことである。しかし、神経症で治療を必要とするのは少数の人たちだけである。人生の問題を処理すること、成熟すること、実存の事実に気づき実存的に生きるようになるということは、神経症が治癒するということとは意味が異なる。したがって、心の窮状における援助と、医師の治療との間にも意味の違いが存在する。

窮状においてそこからの出口を見いだし、自分自身に対して何らかの態度をとり、自分自身を教育するということは、すべての健康な人に与えられる課題である。精神的な困難にある場合には、誰か他の人がその道筋を明らかにしてくれる場合もあるだろう。その人がたまたま精神療法家だということもあるかもしれない。しかし、神経症という現象を治療するのには、特殊な医療的処置を必要とする。ただ、その医療的処置の経過の中で一般的な人間的な援助が、予測しえないような形で大きな意味を持つようになる場合があるにすぎない。たとえば、ある人に神経症の現象が存在するとき、自己が自己になっていくという過程が同時に神経症の治癒を導くということもありうるのである。深層心理学は、その限界を実存開明と共有している。深層心理学をおこなうには、それぞれ歴史的な一回性の中で生じるような人と人の近さと親しさが必要である。これ（深層心理学）に対して精神療法は、医療の枠内にとどまっており、記述可能な技法を使用することにつきる。精神療法は、概ね人格とは関わりのない次元のものであり、反復可能であり、教え伝えていくことのできるものである。

人と人の間においては、科学や医療としては実行不可能で利用不可能でもあるような交わり《コムニカツィオーン》がおこなわれるものであり、仮にそうでなくてもいつでもそのような交わりがおこなわれる可能性がある。こうした交わりにおいて、自己が自己になっていくという人生の課題が顕性化の過程を通じて遂行されるのである。これに対して、神経症の精神療法でなされることは、ある意味ではそれ以下であり、別の意味ではそれ以上である。つまり、精神療法のおこなうことが実存開明においてなされること以下であるというのは、実存開明においてなされることは、計画や意図に従って職業的に実行しうるものではないような水準のことであるからである（それでも、実存的交わりは、神経症の人に対して、治癒のために促進的に働くし、治癒のために人間的に不可欠なものを与えているのである）。逆に精神療法のおこなうことが実存開明においてなされること以上であるというのは、専門知に裏付けられた技法や、経験によって試されてきたさまざまな処置によって、特異的な効果が期待できるからである。

これと関連して、ある実際的な質問にも答えることができるだろう。実存的交わりを実行したことに対して報酬を求めるといったことは、おそろしく場違いなことである。報酬を求めるにふさわしいのは、技術を伴う行いに対してであり、それは特定の知識に基づくものであり、教え伝えることのできるような技能に基づくものでなければならない。その技能は一般に適用できるものであり、いつも同様に反復して実施できるものでなければならないだろう。しかし、どのような医学的治療の場でも、稀なことではあるが、限界のところで医師と患者の間に実存的交わりが生じることがある。それは意図だとか意志の目的などとは別のところで生じるものである。この点において精神療法の場合も原則として同じことが言える。このような交わりは、言わば偶然に付け加わったものであり、金銭と引き換えに要求したり、実行したりできるものではない。したがって、深層心理学と実存開明において、互いに向かい合う二人の人の間に生じるすべてのことがらは、治療法の原理や目的には決してなりえないものなのである。そこに生じているものは、人間関係のあらゆるところにおいて可能なものであり、その関係が本質的で運命的なものに発展していく場合にはその関係を支えるものなのであるが、しかし等価交換の取り引きといったこととは全く別のところにあるものである。

(cc) 精神療法の普遍化。これまで述べてきたような区別をおこなうとしても、精神療法の効能をすべての人たちに利用してもらうべく準備するというような動きを封じることにはならないだろう。たとえば、会社の仕事がうまくいかないとか、自分たちでは解決できない家庭の不和をかかえているとか、子どものしつけがうまくいかずに困っているというようなすべての人たちに対して、精神療法が受けられるようにすべきだという動きがある。健康な人でも、何らかの解決法を用いないと解消できないような問題を持っているものである。精神病理学的な現象が問題になっている場合でなくても、体系的な知識と技術的能力を持っている才能のある人が助言をすればうまくいくということがある。それは神経症の治療の場合よりも大きな決定的な成果をもたらすこともあるだろう。場合によっては、ちょうどよいタイミングで発したあたりまえのような一言が奇跡をもたらすこともあり、また場合によっては、ある見方を提示することによってその人にそれまでわからなかったことが一気にわかるようになるということもある。これは誰でもその才能のある人にはできることかもしれないが、ある種の制度に組み込まれている心の専門家たちにはなおさら多くのことができるはずだと期待する人もあるだろう。こういった領域で何が可能なのかということを先取りするようなことはすべきでない。

ここで起こっていることは、本来の医療上の精神療法から脱け出し、健康な人のさまざまな困難に対しても、それに心理的に対応が可能である限りは、介入していこうとする精神療法の拡張の動きである。したがって、長期的な視点から、このような進行がどのような意味を持つかということを明らかにしておくことがぜひ必要である。今のところ健康な人は、自分からそのような形で治療を受けるような傾向を持っていない。そのことを示す言葉を挙げておくことにする。それは、治療者が誰かを援助したいのに、その本人が援助を拒んでいるときによく言われる次の句である。「何か症状（ここでは神経症的な現象のことと考えてよい）さえあればなあ。そうすれば、手がかりができて、彼をまるごと治療に引きこめるのに！」

もし次のような考えが精神療法家の基調になるとしたら、それは精神療法の明瞭性に対する一つの危険となるだろう。その考えとは、精神療法はすべての人にとって必要なものであり、窮状においてそこからの出口となるだけのものではないという考えであり、またさらにその窮状と言われているものも、それはすべての人が経験するようなものであると見なすような考えである。このような見方をするなら、私たちは際限を見失ってしまうことになるだろう。というのも人間は、最も近くにいる最愛の者との交わり《コムニカツィオーン》において、そしてまた信仰の内実――それは世界の側から彼を迎え入れることになる――との関わりにおいても、自分自身を助けるものだからである。ただし窮状にあるときは別である。たとえば、真正なる交わりを欠く状態、周囲との結びつきを失った状態、周囲の世界の空洞化による信仰喪失の状態などの窮状において、人間はふだん歩まぬ道へ踏み入る。すなわち、見知らぬ人の所に行き、謝礼を支払い、窮状にあるがゆえに羞恥に耐えながらも自己を顕わにするのである。このように、医療上の精神療法と、一般人の心理相談や心理的指導との間に区別を設けた場合に、制度上の援助のあり方をどのように定めたらよいのかという問題はまだ未解決である。すなわち、すべての人の心の治療としての精神療法の普遍化へ向かう道を私たちはさらに先に進むべきなのかどうか、あるいは精神療法の範囲に新たな制限を設けて、「病気である」という判断を前提にして神経症だけを精神療法の対象にするということにすべきなのかどうか、という問題はこれから解決していかなければならないのである。

3 精神療法家の人格。精神療法家に要請されるものは多い。たとえば、知的に優秀であり、揺らぎなく善良であり、困難な状況の中でも希望を失わないということがすべてそろっているべきだとされる。このような理想的な人物がつくりだされるのは、もともとそうした資質を十分に備えていた人が長い間自己を徹底的に照らし出すということを続けてきた場合に限られる。そうした長い道のりの中で、人間存在の限界と自分の限界を知ることから、謙遜な態度が保たれることになる。精神療法が制度化されて、学説や教育に関してもその独自な地位が認められるようになるにつれて、では人格的に優れた人たちが十分活躍するための機会を設けるにはどうすべきかということが問われることになる。教育、選抜、監査の形で限界が設定されれば、少なくとも適当でない者を寄せ付けないようにすることはできる。このことは次の事情があるために、現在においてなおいっそう不可欠なこととなっている。すなわち、この職業はなお発展途上にあり、権威ある伝統の上にしっかり確立されたものではまだないので、常軌を逸脱した人、神経症の人、興味本位の人などがこの分野に押し寄せてくる可能性があるという事情である。

（aa）基準を設定する。精神療法が未来を持っているとすれば、私たちは、いつの日か精神療法が最も完成した形でおこなわれているさまを、この分野を代表するような人物像の中に見ようとすることになるだろう。精神療法においては、他の実務的な仕事とは異なり、人的な面が中心的な役割を果たす。この領域における理想的な人物像というものはおそらくまだ存在していない。仮に偉大な人物像があったとしても、それは独自な欠点や限界を持つことになるだろうし、その人を模倣するというわけにもいかないだろう。それは、結局のところ、これから精神療法家になる人たちにとって、現在の位置を示す参照点として、あるいは励ましの材料として用いられることはあっても、目指すべき目標とまでは言えないだろう。公人として生涯をたどれるような模範的な人物がこの分野にまだ輩出していないのであるから、この職業において何が要請されるのかということを今は抽象的に論じるしかないだろう。この節においてすでにさまざまなことを述べてきたが、ここでは精神面と倫理面の要請に関して、例としていくつかのことを取り上げてみることにする。

宗派（セクト）形成の傾向を持たないこと。精神療法は信仰的基盤を必要とするが、そのような基盤をそれ自身がつくりだすわけではない。したがって誠実な治療者にとっては当然のことであるが、まず、治療者は現実におこなわれている信仰に対して偏見なく肯定的な態度でのぞむことができなければならない。さらに、経験的に言ってほとんど不可避的に生じるものである次のような傾向にも精神療法家は押し流されないでいなければならない。その傾向とは、精神療法を素材にして世界観的な学説をつくりあげるようなことをしたり、精神療法家とその弟子および患者の人的つながりを元にして宗派（セクト）的な共同体を成立させてしまうような傾向である。

かつて私がある医師とヒステリーの女性患者について話をしていて、彼女を精神療法の専門家に治療をさせてみたらどうかと質問したところ、その医師はこう答えた。「だめだよ、彼女は熱心なキリスト教徒なんだから」。このように精神療法か宗教かという相互排除的な二者択一をいつも強いられるというわけではないとしても、精神療法で使われる表現が世界観的な性格を帯びている限りは常にこうした判断をする必要がある。宗派と化した精神療法は、公的制度によっておこなわれる治療法の一つとはなりえない。そのような精神療法の多くは、私的な集まりにおいて、ある期間だけとりおこなわれるかもしれないが、やがてあとかたもなく消え去ってしまうだろう。ただし、その精神療法家が新興宗教の教祖として成功すれば別であるが。宗派形成、唯一の師とそれを崇拝する集団の構造、精神療法が信仰へと向かう傾向といったものが芽生えるのを抑止するには、以下に挙げることを要請するような基準が必要である。信仰の世俗化ということがこの時代の普遍的な流れであるという点についての合意。偉大な信仰の伝統がなお今も生きているとするなら、その伝統を承認すること。自分自身において、哲学的基本態度を涵養し、それを知識と直観と能力の普遍的媒体とすること。こうした態度は、あくまで一人一人の精神療法家において自己生産されるべきものであるという点についての合意。以上である。精神療法家は、自分自身によって立つ人間でなければならないのである。

人間蔑視をおこなわないこと。精神療法家の見聞きすることの性質や、現実に何らかの精神療法的処置が必要とされているという事実から、精神療法家が人間を蔑視するようになることがある。こうした場合、精神療法家は自分が猛獣使いであるかのように感じており、獣たちに催眠をかけ、反抗する者たちをてなずける。神経症には二つのものがある。一方の神経症では、その神経症となることがその人の高貴さをもたらしているのであり、治療への意志も純粋で正直である。つまり、隠れた目的など持っていないのである（こうした神経症こそが、神経症の人への愛情を可能にする。そのような神経症の人たちには人間存在の深さがはっきり見てとれるだろう）。もう一方の神経症の人は、自分自身になるということがなく、自分の人生を何らかの嘘によって保っている。さまざまな現実や価値をそのまま受け入れようとせず、それらを別の意味のものとして利用し濫用するのである（こうした神経症の人たちを目にしたときに、極端な場合には、人間存在というものに対して吐き気を催すほどの激しい嫌悪感が生じるということもありうる）。精神療法家を人間蔑視に陥らないように救うことができるのは、人間そのものに対して役に立ちたいという精神療法家の基本態度だけである。そこで精神療法家の助けになるものは、自分自身が弱きものであるという意識、自分自身も逸脱したものであるという意識、自分自身が挫折しているものであるという意識である。これらのものは、自分が死ぬまで記憶のうちに明確に姿をとどめているようなものである。しかしそこにおいて、成功の可能性について知ることもできるようになるだろう。またそこにおいて、私たちに根源的に応答するものであり、私たちを自由にし、私たちを救済するものについて知ることもできるようになるだろう。精神療法家という職業を選ぶ人は、自分を将来待ち受けている経験の困難さを知っていなければならず、自分の中に確かな人間愛を感じていなければならない。

　距離をとった一方的な治療をおこなわないこと。精神療法家にとっての一つの危険は、治療されている人のうちに、自分自身のうちにあるものとは異なるものを見てしまうことである。すなわち、治療されている人を、自分とは本来何の関わりもない自然観察対象のように扱ってしまうことである。しかし、人間の心理として人間は他人の中に自分自身を見いだすものである。そうであればこそ、人間は自分の内面から他人を助けるという行為ができるのである。それゆえ、精神療法家は自分自身を彼の心理学の対象としなければならない。その際、少なくとも、治療を受ける人に精神療法家が想定しているような広さと深さにおいて、そうしなければならないのである。

(bb) 入門の許可。この職業の困難さと、この職業に必要とされる高い人間性を考慮するなら、精神療法をおこなおうとする人に対して、学力、人生経験、実地検定の面にわたる厳しい条件を設定することはよいことである。その条件は、医師の業務をおこなう条件と同様に厳しいものでなければならない。医療と精神療法は決して分離されるべきではないのである。しかし、心の窮状における援助が精神療法の本来の課題であるとすれば、医学を修めた人にしか入門を認めないというような条件を課すことまではできないだろう。高度な知的労働、自己修養、世の中での経験、人間との濃密な関わりといったことをおこなわなければならないようなすべての職業に携わった人たちは、医学を修めていなくても入門を認めてよい。いずれにしても、このような意味での精神療法に携わることができるのは十分に成熟した人間だけである。身体的な側面の強い神経症の治療はやはり医師がおこなうべきだということは当然だが、その治療に補助的に医師以外の人が協力することは可能だということもやはり当然のことである。これも当然のことだが、精神療法が広まって、健康者をも対象にするようになれば、医師以外の精神療法家の役割が大きくなっていくだろう。

(cc) 教育。精神療法家の研修が、実際にいま経験できる実践的なことがらのほかにいかなる知的伝統に基づいておこなわれるべきかということはきわめて重要な問題である。この半世紀の精神療法家たちについてだけ学ぶのではなく――彼らは結局のところ神経症だけを対象としており、哲学的にはあまり見るべきものがない――人間についての知の奥深い源泉へと立ち戻ることによって、精神療法は、それが達しうる最も高度な段階に達するのかもしれない。その源泉において、人間というものの一つの像が人間学の伝統から得られるだろう。そこに湧き出しているのは、ギリシア哲学であり、アウグスティヌスであり、キルケゴールであり、カント、ヘーゲル、ニーチェである。精神療法の教育において、知一般や心理学に関する基準は今日なお確立されていない。その水準はまだきわめて不安定で動揺している。もしこの分野に偉大なる師たちが出現したとするなら、彼らこそが人間の像を決定し、心について語るためのしかたをはっきりと示すことだろう。また彼らは、人間が自己自身を開明するために用いる概念を私たちに教え、それに慣れ親しむようにしてくれるにちがいない。

（dd）監査。精神療法家が誤った道に陥らないように、そして不適切な行いをする者を事後的に処分したりするために、制度や組織が監査することができるのは、外面的なことだけである。

1　精神療法家相互の慣習の中ですべてが平均的なものに陥ってしまうこと、あるいは逆に、精神療法家がそれぞれの個人の努力の中に埋没してしまうこと――こういったことを防ぐためには、制度や組織が、以下のようなことを可能にしておくことが効果的である。まず、個々の精神療法家が各自の自由の限界内において、あらゆる次元において根源となる真剣な孤独を自発的に体験することが常に可能となっていなければならない。また、能力の検定は精神療法家間の実質的な競争においてなされなければならない。彼らは、互いにそれぞれどういうことをおこなっているのかということをよく見るようにしなければならない（見える限りにおいてであるが）。彼らは互いに話をしなければならず、議論において互いに対決しなければならず、科学的な著作や構想において自分を批判にさらし、また容赦なく批判をおこなわなければならない。

2　精神療法は、そこにおける親密な関係のゆえに、特別な危険をもたらす。その危険は精神療法家が誰よりも最もはっきりと知っているはずである。時おり悪い噂が立つような場合、一回でも本当にそれがあったことだとすると、やはり何度も逸脱したことがおこなわれているのであろう。そういうことがあれば、次の規定を発動するのに十分な根拠となる。精神療法の実践との関連においてたった一回であっても患者と性的な関係に踏み入った者は、もはや精神療法をおこなってはならない。

もう一つの要請も当然のものであると言ってよいかもしれない。治療者は、自分が男性であるにしても女性であるにしても、異性の患者に精神療法をおこなうのであれば、既婚者でなければならない。カトリックの司祭の場合は、その超越が信じられており、その権威によってこのようなことは問題にならないのだが、平均的な世俗の精神療法家の場合にはそこまで信頼を置くことはできないということなのである。しかしこの要請は問題をあまりに簡単に解消しようとしているように思われる。結婚しているからといって何の保証にもならないし、独身者であっても何も問題を起こさないことはある。精神療法家に要請されるべき心理的水準は、既婚者であるという事実によって、ある程度達成されやすくなるかもしれないが、その事実によって決定的に影響されるというわけではない。

ここで取り上げた問題は、これまでほとんど論じられてこなかった。ただ「転移」についての精神療法の理論の中で触れられているにすぎない。精神療法家が人として、治療を受けている人の心理過程の中で決定的なはたらきを持つようになることは避けようのないことである。ここにおける課題は、こうした人としてのはたらきと断固とした距離との両方を結び合わせて、両者を併せ持つということである。これはすなわち、深層心理学的な開明という不可欠にして唯一無二の向こう見ずな営みにおいて、客観性を保ち精神療法家の私的な人格を遮断しておくということである。ここで効果を持っているのは、人において人ではない何かなのである。精神療法家とその患者との間においては、一般的な社交的なつきあいも控えるべきであり、精神療法におけるやりとりを純粋に実現させるために、治療者と患者の関係は精神療法の場面だけに限った方がよい。もし距離を保つことがうまくいかなければ、明らかに危険が生じてくる。心を救い導く者として治療者が尊敬されるという場面に欲望という動因や双方の個人的愛着といったものが入り込んでしまうと、すべてが根底から崩れてしまう。女性患者が男性治療者に性愛的に結びつき、彼女の性愛的欲求が彼によって満たされることが（今日使われる用語では、最も効果的な転移とその解消ということになるが）、健康回復を推進するなどといった理論がいつか発生するとしたら、精神療法は最も狡猾な誘惑の手段だということになる。治療者の役割が医師、救済者、恋人として限りなく変転するさまは、歴史的にグノーシス派の教団において観察することができる。

［第六部　了］

# 訳者あとがき

百年も前に三十歳になろうかどうかという年齢で精神医学の臨床を去って行ったヤスパースが残したものに五十代半ばの私がまだ惹きつけられているということには、何か深い因縁でもあるのだろうか。そう言えば、私のドイツ留学時代にお世話になった精神病理学者ヨハン・グラッツェル氏（当時マインツ大学）もヤスパースに強いこだわりを持っている人であった。また、その留学時代に知り合ってから長くおつきあいいただいている精神科医松尾正氏（留学当時ハイデルベルク大学、現在福岡・行動医学研究所）は、ヤスパースへの深いこだわりを持ち続けていることを、ごく最近も書いておられる（福岡行動医学雑誌・二〇一三年）。日本では、精神病理学総論初版百周年に関連した目立った催しもなかったようだが、私としては、こうした「こだわり」と私との「因縁」のある数少ない何人かの人たちに強く背中を押されて、この仕事を進めてきたような気がする。吉田和弘氏（学樹書院）もその一人である。吉田氏には本書の企画の段階から多大な協力をいただき、ブランケンブルク（編著）とチオンピ（著）の精神病理学書の翻訳に続いて、学樹書院から三作目となる本書をここに出版できることになったのはまことに幸いなことである。最後になってしまったがここに以上の方々への感謝の気持ちを記しておきたい。

二〇一四年春

山岸　洋

# 人名索引（解題）

ア

イェッセン　Jessen, Peter Willers 42
ヴァイツゼッカー　Weizsäcker, Viktor von 42
オスラー　Osler, William 78

カ

ガミー　Ghaemi, S. Nassir 11, 65, 77-80
河合隼雄　24
キルケゴール　Kierkegaard, S. A. 37
グラッツェル　Glatzel, Johann 75, 76
グルーレ　Gruhle, Hans Walter 13, 76
クレペリン　Kraepelin, Emil 57, 59, 72
クンツ　Kunz, Hans 37
ゴッホ　Gogh, Vincent van 72

サ

シュトルヒ　Storch, Alfred 39
シュナイダー，カール Schneider, Carl 10
シュナイダー，クルト Schneider, Kurt 10, 12, 13, 75, 76
シュプリンガー　Springer, Ferdinand (junior) 9
スタンゲリーニ Stanghellini, Giovanni 10
ストリンドベリ　Strindberg, Johan August 72

ナ

ニーチェ　Nietzsche, Friedrich Wilhelm 37, 42, 50, 51

ハ

ハイデガー　Heidegger, Martin 38, 70, 72
ビンスヴァンガー Binswanger, Ludwig 28
ファン・ゴッホ　→ゴッホ
フォン・ヴァイツゼッカー　→ヴァイツゼッカー
フックス　Fuchs, Thomas 10
プラトン　Plato 42, 51
ブルトマン　Bultmann, Rudolf 70
フロイト　Freud, Sigmund 34, 37, 49, 51
ヘーニヒ　Hoenig, Julius 8
ヘフナー　Häfner, Heinz 12
ベリオス　Berrios, German E. 8

ヤ

ユング　Jung, Carl Gustav 24, 51, 52

ラ

ライル　Reil, Johann Christian 74

ノヴァーリス　Novalis (Friedrich von Hardenberg)　202

ハ

ハイアー　Heyer, Gustav Richard　202
ハイデガー　Heidegger, Martin　176, 177
ハインロート　Heinroth, Johann Christian August　205
ハーゲン　Hagen, Friedrich Wilhelm　225(注)
パスカル　Pascal, Blaise　119(注)
ヒポクラテス　Hippokrates　253
ヒューリングズ・ジャクソン →ジャクソン
ビンスヴァンガー Binswanger, Ludwig　100
フォン・ヴァイツゼッカー　→ヴァイツゼッカー
フォン・ゲープザッテル　→ゲープザッテル
フォン・リーリエンタール　→リーリエンタール
ブムケ　Bumke, Oswald　205(注)
プラトン　Plato　119(注), 131, 143, 200, 201, 274
プリンツホルン　Prinzhorn, Hans　100, 246, 247(注)
フロイト　Freud, Sigmund　166-174, 169(注), 245, 251, 254, 270, 275
ヘーゲル　Hegel, Georg Wilhelm Friedrich　291

マ

マイネルツ　Meinertz, Josef　181(注)
メーダー　Maeder, Alphonse　169(注)

ヤ

ユング　Jung, Carl Gustav　169(注), 269, 271(注), 275, 277

ラ

リーリエンタール Lilienthal, Karl von　224
ルクセンブルガー　Luxenburger, Hans　200
レリング　Relling（小説登場人物）241
ロヨラ　→イグナティウス・ロヨラ

# 人名索引（本文）

ア

アウグスティヌス　Augustin (Augustinus von Hippo) 119(注), 291
アードラー　Adler, Alfred 245, 275
アリストテレス　Aristoteles 112, 133
アルクマイオン Alkmäon (Alkmaion von Kroton) 203
アルブレヒト　Albrecht, Eugen 189
イェッセン　Jessen, Peter Willers 202
イエレミア　Jeremia 140
イグナティウス・ロヨラ　Ignatius (von) Loyola 253
イーデラー　Ideler, Karl Wilhelm 117
イプセン　Ibsen, Henrik 200, 241
ヴァイツゼッカー　Weizsäcker, Viktor von 204, 206, 215, 244, 251
ヴィルマンス　Wilmanns, Karl 196
ヴィンケルマン　Winckelmann, Johann Joachim 274
エピクロス　Epikur（学派）204

カ

カント Kant, Immanuel 119(注), 128, 291
キケロ　Cicero 203
キルケゴール　Kierkegaard, S. A. 112, 119 (注), 166, 170, 172, 176, 272, 291
クザーヌス　→ニコラウス・クザーヌス
クラーゲス　Klages, Ludwig 102, 112, 205
グリージンガー　Griesinger, Wilhelm 206
クルティウス　Curtius, Friedrich 108
グルーレ　Gruhle, Hans Walter 205(注), 211
グロース　Groos, Friedrich 205
クンツ　Kunz, Hans 171-174, 171(注), 177, 178
ゲーテ　Goethe, Johann Wolfgang von 244
ゲープザッテル　Gebsattel, Viktor Emil von 245, 245(注)
ゲーベル Göbel (Goebel), Karl Ritter von 108
ゲーリング Göring, Matthias Heinrich 264
コリンスキー　Chorinsky, Gustav Graf 225(注)

サ

シェイクスピア Shakespeare, William 200
シェリング　Schelling, Friedrich Wilhelm Joseph von 131
ジッティヒ　Sittig, Otto 209
ジーベック　Siebeck, Richard 108
ジャクソン　Jackson, John Hughlings 209
シャルコー　Charcot, Jean-Martin 215
シュトルヒ　Storch, Alfred 183(注)
シュルツ　Schultz, Johannes Heinrich 243, 243(注), 244
シュルツ＝ヘンケ　Schultz-Hencke, Harald 278, 279(注)
セルバンテス　Cervantes, Miguel de 200

タ

ダメロフ　Damerow, Heinrich Philipp August 223
ドストエフスキー Dostojewski, F. M. 200

ナ

ナイサー　Neisser, Clemens 203
ニコラウス・クザーヌス　Nikolaus Cusanus (Nikolaus von Kues) 110
ニーチェ　Nietzsche, Friedrich Wilhelm 119(注), 132, 166, 170, 172, 176, 199, 201, 206, 238, 249, 254, 259, 274, 291

解題者・訳者
山岸　洋（Yamagishi Hiroshi）
1958年長野県に生まれる。1984年京都大学医学部卒。1988年—1990年マインツ大学留学。精神科医，医学史研究家。著書・訳書：シッパーゲス『中世の医学』『中世の患者』（ともに共訳，人文書院），『精神医学群像』（共著，アカデミア出版会），シュピッツァー『脳—回路網のなかの精神』（共訳，新曜社），ブランケンブルク編『妄想とパースペクティヴ性』（共訳，学樹書院），チオンピ『基盤としての情動』（共訳，学樹書院），ラアリー『中世の狂気』（共訳，人文書院），『フロイト全集 第3巻』（共訳，岩波書店），ガミー『現代精神医学のゆくえ』（共訳，みすず書房），ガミー『一流の狂気』（共訳，日本評論社），ザッカー『精神病理の形而上学』（共訳，学樹書院）ほか。

書　名　　新《しん》・精神病理学総論《せいしんびようりがくそうろん》

著　者　　カール・ヤスパース

解題者／訳者　山岸　洋

第1刷　　2014年10月　1日
第3刷　　2023年　8月21日

制作——グループ＆プロダクツ
装丁・デザイン——大原あゆみ
印刷・製本——錦明印刷株式会社

発行所

株式会社　**学樹書院**

〒151-0061　東京都渋谷区初台1丁目51番1号
TEL 03 5333 3473　FAX 03 3375 2356
http://www.gakuju.com
ISBN 978-4-906502-37-0　©2014 Gakuju Shoin KK

**JCOPY**　＜（社）出版者著作権管理機構 委託出版物＞

本書の無断複写は著作権法上での例外を除き禁じられています。複写される場合は，そのつど事前に，（社）出版者著作権管理機構（電話 03-5244-5088，FAX 03-5244-5089，e-mail: info@jcopy.or.jp）の許諾を得てください。

学樹書院の精神医学関連書

## 基盤としての情動

チオンピ　山岸／野間／菅原／松本 訳 /5000 円（税別）

## 精神病理の形而上学

ザッカー　植野／深尾／村井／山岸 訳 /4000 円（税別）

---

**POWER MOOK《精神医学の基盤》**

第 2 期（4 ～ 6）総監修　山脇成人・神庭重信

## 精神医学を基礎づける 疫学研究と臨床研究

Power M《精神医学の基盤》［6］古川壽亮・川上憲人 編 /5000 円（税別）

## 精神医学における仮説の形成と検証

Power M《精神医学の基盤》［5］大森哲郎 編 /5000 円（税別）

## 精神医学の科学的基盤

Power M《精神医学の基盤》［4］加藤忠史 編 /4500 円（税別）

## 精神医学におけるスペクトラムの思想

Power M《精神医学の基盤》［3］村井俊哉／村松太郎 編 /5000 円（税別）

## うつ病診療における論理と倫理

Power M《精神医学の基盤》［2］田島治／張賢徳 編 /4000 円（税別）

## 薬物療法を精神病理学的視点から考える

Power M《精神医学の基盤》［1］石郷岡純／加藤敏 編 /4000 円（税別）